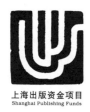

上海出版资金项目
Shanghai Publishing Funds

医学史话

王渝生 主编

陈丽云 —— 编著

中国科技史话·插画本

THE HISTORY OF SCIENCE AND TECHNOLOGY IN CHINA

U0198279

上海科学技术文献出版社
Shanghai Scientific and Technological Literature Press

图书在版编目（CIP）数据

医学史话 / 陈丽云编著 . —上海：上海科学技术文献出版社，2019 (2020.10重印)
（中国科技史话丛书）
ISBN 978-7-5439-7820-1

Ⅰ．① 医… Ⅱ．①陈… Ⅲ．①医学史—中国—普及读物 Ⅳ．① R-092

中国版本图书馆 CIP 数据核字 (2018) 第 298944 号

"十三五"国家重点出版物出版规划项目

选题策划：张 树
责任编辑：王倍倍 杨怡君
封面设计：周 婧
封面插图：方梦涵 肖斯盛

医 学 史 话
YIXUE SHIHUA
王渝生 主编 陈丽云 编著
出版发行：上海科学技术文献出版社
地 址：上海市长乐路 746 号
邮政编码：200040
经 销：全国新华书店
印 刷：昆山市亭林印刷有限责任公司
开 本：720×1000 1/16
印 张：9
字 数：125 000
版 次：2019 年 4 月第 1 版 2020 年 10 月第 2 次印刷
书 号：ISBN 978-7-5439-7820-1
定 价：40.00 元
http://www.sstlp.com

目录
Contents

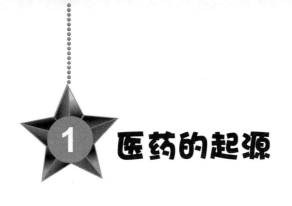

医药的起源

原始社会，中华民族的先民们创造了远古文明，医学于彼时已经萌芽。出于生存和保健的需要，医疗活动亦伴随人类的出现而出现。

多种医药起源论

1. 医源于动物本能说

人类患病寻医求药是最原始的本能，这种本能的医疗行为，与动物在伤病时自我保护的本能反应相似，是以动物行为为基础的。自然界动物本能的救护行为普遍存在，如犬病吃草催吐，老鼠中毒饮泥水排泄，埃及红鹤便秘时能灌肠自救，黑猩猩会用树皮剔牙、抠鼻，在伤口流血时找树叶敷贴等。然而，就动物而言，这种本能只是简单利用自然做出的一种条件反射。

早期的医学是经验医学，具有主动性和意识性。动物本能是不会真正导致经验的产生，也就不可能发展为医学。人类患病也要寻求自我医治，但人类大脑具有超出动物的思维功能，人通过创造性的劳动去认识和掌握某种医疗方法，可以将本能的医疗行为上升为经验医学，这正是人与动物的本质区别。而"本能说"忽视了人与动物的本质区别，混淆了动物本能救护与人类医学之间的严格界限，从根本上否定了人类社会实践的决定性作用。

2. 医源于巫说

巫产生于原始社会晚期。人类在具备一定的思维能力后，由于对自然力量的不解、敬畏和恐惧，对一切事物都充满神秘感，认为

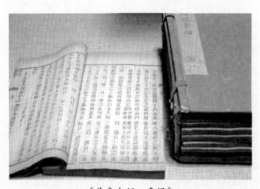

《黄帝内经·素问》

存在着一种支配世界的超自然力量，这成为巫术产生和发展的基础。在奴隶社会，巫术阶层逐渐形成，已有一定的组织形式和仪式，出现专职人员。当时，巫师具备丰富知识和思维，自诩为能与神灵沟通，大部分巫师还具有治病的职能。《山海经·大荒西经》载"有灵山，巫咸、巫即……十巫从此升降，百药爰在"；《海内西经》亦载"巫彭、巫抵……皆操不死之药以距之"。

但是，医学毕竟是自然科学，随着人类对疾病的进一步认识和实践经验的积累，巫术逐渐成为医学发展的桎梏。公元前5世纪，医家扁鹊就把"信巫不信医"作为"病有六不治"的一种，《素问·五脏别论》亦有"拘于鬼神者不可与言至德"。这是医学摆脱巫术，确立自身价值的标志。"医源于巫说"，混淆了经验医学和巫术之间的关系，把医学发展中的某个阶段当作历史的全部，这种观点无疑是错误的。

3. 医源于圣人说

燧人氏钻木取火、伏羲氏画八卦阐明百病之理、神农氏尝百草、黄帝作《黄帝内经》阐发医理，这些传说来源于早期先人的生活，原始而质朴，刻下时代的烙印，富含神话色彩。但是，褪去这些传说的神话外衣，探求其合理内核，这些传说仍有着丰富的历史内涵，为我们了解医学起源提供某些有益的依据。历史学家范文澜指出："古书凡记载大发明，都称为圣人。所谓某氏某人，实际上是说某些发明，正表示人类进化的某些阶段。"我国古代传说中关于伏羲氏、神农氏及黄帝等"圣人"创造医学的故事，实际上折射出上古不同氏族群体在与疾病斗争的实践中，积累了的医药经验。神农、黄帝等可能是这些氏族群体的代名词，或表示医学发展存在不同阶段。

毋庸讳言，在人类文明史上曾经出现过许多杰出人物，他们以其智慧和才能，对历史的文明进程起到一定的推动作用。"医源于圣人说"显然是一种夸大之词，把先人经过长期经验积累形成的医学知识，归结为神话传说中少数杰出人物的创造，甚至夸大为医源于圣人，这也不符合历史事实。

最早的卫生保健

1. 用火

考古学者在元谋人和蓝田人遗址中，均发现不少炭屑和粉末状炭粒，北京人遗址也存在大量的用火遗迹。火的使用，特别是人工取火的发明和使用，对人类文明进步具有巨大的推动作用，使人类第一次掌握支配一种自然力来改善自己的生存条件。这对人类自身的进化、健康的维护和最终脱离动物界具有深远影响。

火的使用，使原始人开始不恐惧黑夜、征服严寒和抵御野兽侵袭，从此得以摆脱气候、地域、昼夜的限制，扩大生活领域；使原始人减少因风寒而引起的外感疾病和长期居住在黑暗潮湿处所导致的风湿病；可以用火驱赶围歼野兽，《管子·揆度》记载："烧山林，破增薮，焚沛泽，逐禽兽。"《淮南子·本经训》说："焚林而畋"，以补"人械不足"，防御野兽的侵袭，加强自卫能力，减少与猛兽搏斗所致的外伤。

更重要的是，火的使用，彻底改变了原始人茹毛饮血的生食习惯。由生食到熟食，可对食物起到一定的消毒、杀菌、杀虫作用，防止、减少许多肠道传染病、消化道疾病、寄生虫病的发生。更重要的是增强了人体对于蛋白质的吸收，促进了大脑的发育，将人和动物区别开来，最终提高了人类征服自然的能力。此外，火的使用，也为热熨、灸法、汤药等治疗方法的产生提供了重要先决条件。

2. 居处

早期的人类由猿进化而来，为保护自身，躲避风雨及野兽侵袭，便构木为巢，栖身于树上。天然山洞也是人类早期的住所之一。北京周口店的山顶洞、河南安阳的小南海洞穴、广西柳江的通天岩洞等，都是原始人的穴居遗址。天然住所的利用，在一定程度上使原始人少遭、免遭野兽侵袭，但是风雨和潮湿等仍严重影响着他们的健康。

距今 4—5 万年前，由于生产力的提高，人们开始建造半地穴式的土窑、地窑，经过不断改进，逐渐形成地面式的屋舍。随着农业生产的发展，人们开始过着定居生活，住所也逐渐固定。人们根据不同的地理环境，修建不同类型的居室。北方多采用土木结构的穴居、半穴居建筑形式，这些建筑对取暖、防潮、透光、通风、烧煮、储藏食物、饲养家畜均有所考虑。这些最初的居所建筑，不但可遮蔽风雨，抵御严寒，对人类的卫生保健也十分有益。

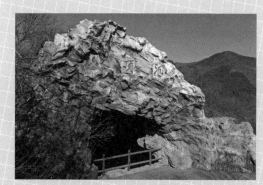

北京猿人穴居地址——龙骨山洞穴

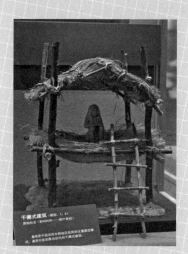

巢居文化——干栏式建筑

3. 衣着

原始人最初赤身裸体，之后为适应环境，开始用兽皮或树皮覆盖在身上，渐渐又学会将编制的羽毛、树叶、茅草披在身上以御寒避暑。考古发掘山顶洞人遗址中有带孔骨针、骨锥，表明这一时期的先民已能用兽皮缝制衣服。随着石器制作的发展，出现了原始的纺织工具。衣着条件的改善，使人们既可以抵御寒暑，又可以防止蛇虫咬伤，从而增强对自然界气候变化的适应能力，减少疾病的发生。

4. 舞蹈

原始人最初的舞蹈，主要模仿飞禽走兽的不同姿态，装扮成各种鸟兽的形象，模拟动物的各种动作。之后逐渐加入美化生活和生产劳动的动作，组合成有一定内容的舞蹈。

原始社会后期，人们在举行狩猎归来、农业丰收、婴儿降生等的欢庆集会上，充分利用舞蹈形式，尽情表达欢乐和喜悦。在长期的生活实践中，人们发现舞蹈能振作精神、消除疲劳，甚至可以缓解四肢、关节疾病以及身体的疼痛，有些舞蹈逐渐发展成为健身的运动疗法。古代导引疗法是在舞蹈的基础上发展起来，由于它对防治某些疾病的确有一定的作用，所以流传至今，成为运动疗法的重要内容之一。

原 始 医 疗

1. 内服药

神农尝百草的传说流传久远。传说生动地折射出远古先民通过无数次尝试，认识药物的实践过程。

据史学家研究，人类最先发现的药物是植物药。原始人在采集野果、种子和挖取植物根茎的过程中，由于没有经验，不能辨别植物是否有毒，往往会误食一些有毒的植物，引起腹泻、呕吐、昏迷，甚至死亡。经过长期的实践，人们逐步掌握了一些植物的形态和性能，渐渐发现有时患病食用某种植物，病情就能得到缓解甚至痊愈；同时也发现有的植物尽管有毒，但是适量食用也可以起到治病效果。就这样，人类逐渐积累起对植物药的认识。

随着狩猎和渔业的发展，特别是火的使用，使原始人能食用更多的肉类、鱼类及蚌蛤类等食物。人们渐渐了解到某些动物的脂肪、血液、内脏及骨骼、甲壳等的食用价值和治疗作用，从而累积了一些动物药知识。

对植物药和动物药的知识积累，离不开人们的长期生产和生活实践。中国民间流传着"药食同源"的说法，正是对植物药、动物药起源的真实写照。

原始社会末期，人们对矿物的认识不断加深，逐渐掌握了某些矿物的性能从而发现一些矿物的治疗作用，初步积累了有关矿物药的知识。

2. 外治法

（1）砭石

砭石是我国最早的原始医疗工具。原始人常会受到创伤，有时伤口会感染化脓；也会出现头部或关节疼痛。当剧痛难忍时，用锋利尖锐的石片来切割脓疱或浅刺身体的某些部位，可以减轻或消除病痛。

一般认为，用砭石治病起源于新石器时代，当时人们已经掌握了打制、磨制技术，能够制造较为精细的石器。砭石的种类很多。用于熨法的砭石形状多为球形、扁圆形；用于按摩的砭石形状多为卵圆形或扁圆形；用于穿刺或切割的砭石形状为刀形、剑形、针形、锥形、镰形等。

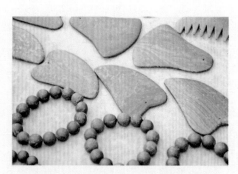

砭石

（2）针灸

传说针灸起源于三皇五帝石器，相传是伏羲发明了针灸。

砭石是后世刀针工具的基础和前身，随着砭石的广泛应用，人们又发明了骨针和竹针。当有能力烧制陶器时，又发明了陶针。随着冶金技术的出现，人们又创制铜针、金针、银针，丰富了针的种类，扩大了针刺治疗的范围。

灸法是中国最古老的疗法之一。灸，《说文解字》释为"灼"，即以火长时间烧灼之意。先民在用火过程中，

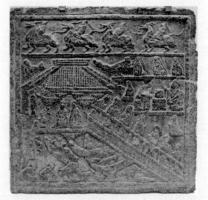

针灸画像石

可能偶尔不慎灼伤，结果却使身体另一部分的病痛得到意外减轻或痊愈，多次的重复体验，便主动以烧灼之法来治疗一些病痛，逐渐形成灸法。

（3）按摩

原始人在生产劳动或与野兽搏斗中遭受外伤，身体出现疼痛和肿胀时，往往会本能地用手按抚受伤部位，这些动作虽然简单，却可以起到散瘀消肿、减轻疼痛的作用。长期反复应用抚摸按揉手法，并不断发展和积累，逐渐形成原始的按摩法。从殷墟出土的甲骨文卜辞中可知，早在公元前14世纪，就有"按摩"的文字记载。

此外，在伤口流血的情况下，先民还学会了用树叶、草茎、泥灰涂敷在伤口上，同时发现某些植物具有止血止痛作用，逐渐积累了药物外用的经验。在用火烧石取暖过程中，先民渐渐地学会热熨法。随着生产工具的改进以及原始人与疾病做斗争的经验积累，先民已初步掌握用兽角、荆棘、甲壳、兽骨、鱼刺等作为工具，在人体上实施去除异物、切割脓肿等外科手术。

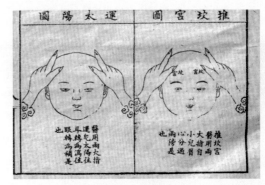

推拿法古籍

② 神农、伏羲、黄帝与神医

神 农

神农架神农坛

神农，传说人物，一说即炎帝，姓姜，名魁，所处时代为新石器时代，是中国上古时期姜姓部落的首领尊称。号神农氏，又号魁隗氏、连山氏、列山氏，别号朱襄，现一般用"神农"称之。

传说姜姓部落的首领由于懂得用火而得到王位，所以称为"炎帝"。从神农起，姜姓部落共有九代炎帝，神农生帝魁，魁生帝承，承生帝明，明生帝直，直生帝氂，氂生帝哀，哀生帝克，克生帝榆罔，传位530 年。炎帝被道教尊为"神农大帝"，也称"五谷神农大帝"。

相传炎帝牛首人身，他亲尝百草，用草药治病；他发明刀耕火种，创造了两种翻土农具，教民垦荒种植粮食作物；他还领导部落百姓制造出了饮食用的陶器和炊具。

在神农氏的诸多事迹当中，最为人们称道和熟悉的是制耒耜、种五谷一事，这也正是神农氏被称为"神农"的原因所在，"神农"一词中的"农"字就完全体现了这一伟大创举。

神农还是中国教育的始祖。他教民使用工具，教民播种五谷，教民医药，教民制陶、绘画，教民弓箭、猎兽、健身，教民制琴，教民音乐、舞蹈，还教民智德。

《淮南子》记载神农氏"尝百草之滋味，水泉之甘苦，令民知所避就。当此之时，一日而遇七十毒"。《路史·外纪》亦云：炎帝神农氏"磨蜃鞭芨，察色腥，尝草木而正名之。审其平毒，旌其燥害，察其畏恶，辨其臣使，厘而正之，以养其性命而治病。一日间遇七十毒，极含气也"。《韩非子·五蠹》说："民食果蓏蚌蛤，腥臊恶臭，而伤害腹胃，民多疾病。"记载描述了炎帝神农氏及先民们在采集活动中，逐渐发现，由于误食了某些动植物，会发生呕吐、腹痛、昏迷，甚至死亡。吃了某些动植物，能消除或者减轻身体的一些病痛或解除吃了某些植物而引起的中毒现象。

神农亲身实践和探索的精神，奠定了中医学的基础，开创了中华民族的中医学文化。后人为了纪念他，将中国的第一部医学著作命名为《神农本草经》。

伏 羲

伏羲（生卒年不详），风姓，燧人氏之子。《史记》中称伏牺，又写作宓羲、庖牺、包牺、伏戏，亦称牺皇、皇羲、太昊，又称青帝，是五天帝之一。传说其生于成纪（位于今甘肃省天水市秦安县），所处时代约为新石器时代早期。

伏羲是古代传说里中华民族的人文始祖，是中国古籍中记载的最早的王，是中国医药鼻祖之一。相传伏羲人首蛇身，与女娲兄妹结婚，生儿育女，他根据天地万物的变化，发明创造了占卜八卦，创造文字结束了"结绳记事"的历史。他又结绳为网，用来捕鸟打猎，并教会了人们渔猎的方法，还发明了瑟，创作了曲子。伏羲称王 111 年后去世。

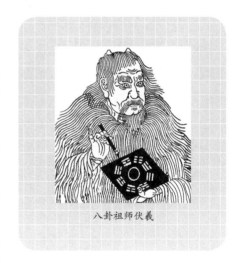

八卦祖师伏羲

关于伏羲的身世，颇为传奇。上古时代，华胥国有个叫"华胥氏"的姑娘，到一个叫雷泽的地方游玩，偶尔看到了一个巨大的脚印，便好奇地踩了一下，于是就有了身孕，怀孕 12 年后生下一个儿子，这个儿子有蛇的身体、人的脑袋，取名为伏羲。伏羲生日为农历三月十八日。中原地区有在农历三月十八日祭祀伏羲的风俗。伏羲有神圣之德，团结统一了华夏各个部落，定都在陈地，封禅泰山。

伏羲取蟒蛇的身、鳄鱼的头、雄鹿的角、猛虎的眼、红鲤的鳞、巨蜥的腿、苍鹰的爪、白鲨的尾、长须鲸的须，创立了中华民族的图腾——龙，龙的传人由此而来。

传说伏羲因为创制八卦，人奉之为神，尊其为八卦祖师。远古时代，人对大自然一无所知。天气会变化，日月会运转，人会生老病死，所有这些现象，谁也不知道是怎么回事。人们遇到无法解答的问题，都会问伏羲，伏羲解答不了时，感到很茫然，人们为此每天提心吊胆地过日子。伏羲经常环顾四方，揣摩着日月经天，斗转星移，猜想着大地寒暑、花开花落的变化规律。他看到中原一带蓍草茂密，开始用蓍草为人们卜筮。

关于伏羲演八卦，有一个传说。有一天，伏羲在蔡河里捕鱼，捉到一只白龟，他赶快挖了一个大水池，把白龟养了起来。一天，伏羲正在往白龟池里放食物，有人跑来说蔡河里出现了怪物。他来到蔡河边一看，只见那怪物说龙不像龙，说马不像马，在水面上走来走去，如履平地。伏羲走近水边，那怪物竟然来到伏羲面前，老老实实地站那儿一动不动。伏羲仔细审视，见那怪物背上长有花纹：一六居下，二七居上，三八居左，四九居右，五十居中。伏羲薅一节蓍草梗，在一片大树叶上照着龙马背上的花纹画下来。他刚画完，龙马大叫一声腾空而起，转眼不见了。大家围住伏羲问："这是个什么怪物呀？"伏羲说："它像龙又像马，就叫它龙马吧。"

伏羲拿着那片树叶，琢磨上面的花纹，怎么也解不开其中的奥妙。这天他坐在白龟池边思考，忽听池水哗哗作响，定睛一看，白龟从水底游到他面前，亮晶晶的两眼看着他，接着向他点了三下头，脑袋往肚里一缩，卧在水边不动了。他面对白龟聚精会神地观察起来。渐渐地，他发现白龟盖上的花纹中间五块，周围八块，外圈十二块，最外圈二十四块，顿时心中了然，悟出了天地万物的变化规律唯一阴一阳而已。伏羲画出了八种不同图案，即八卦图。

八卦是古代汉民族智慧的结晶，八卦其实是最早的文字符号，代表易学文化，渗透在东亚文化的各个领域。八卦表示事物自身变化的阴阳系统，用"－"代表阳，用"－－"代表阴，用三个这样的符号，按照大自然的阴阳变化平行组合，组成八种不同形式，叫作八卦。乾代表天，坤代表地，巽代表风，震代表雷，坎代表水，离代表火，艮代表山，兑代表泽。

黄　帝

黄帝，五帝之首，被尊为中华"人文初祖"，传说其生存年代为公元前2717—前2599年，是古华夏部落联盟首领，中国远古时代华夏民族的共主。据说他是少典与附宝之子，本姓公孙，后改姬姓，故称姬轩辕。居轩辕之丘，号轩辕氏，建都于有熊，亦称"有熊氏"，也有人称之为"帝鸿氏"。

史载黄帝因有土德之瑞，故号黄帝。黄帝以统一华夏部落与征服东夷、九黎族而统一中华的伟绩载入史册。黄帝在位期间，播百谷草木，大力发展生产，始制衣冠、建舟车、制音律、创医学等。

炎帝神农氏管治后期，中原各部族互相攻伐，战乱不止。黄帝便适时而起，打败不同的部族，其余部族的首领纷纷归附，于是形成炎帝、黄帝、蚩尤三方鼎足而立的局面。黄帝居中原。炎帝在西方，居太行山以西。蚩尤是九黎君主，居东方。炎帝与蚩尤争夺黄河下游地区，炎帝失败，向北逃走，向黄帝求救。黄帝在3年中与蚩尤打了9仗，都未能获胜。最后黄帝集结在涿鹿上与蚩尤决战，战斗十分激烈。黄帝在大将风后、力牧的辅佐下，终于擒杀了蚩尤，获得胜利，统一了中原各部落，建都在涿鹿。战后，黄帝率兵进入九黎地区，随即在泰山之巅，会合天下诸部落，举行了隆重的封禅仪式，告祭天地。突然，天上显现大蚓大蝼，色尚黄，于是他以土德称王，土色为黄，故称作黄帝。黄帝即位于公元前2697年。道家把这一年作为道历元年。

黄帝奠定天下后，制定国家的职官制度，如以云为名的中央职官，掌管宗族事务的称"青云"，负责军事的称"缙云"，又设置了左右大监，负责监督天下诸部落。风后、力牧、常先、大鸿被任命为治民的大臣。他又经常封祭山川鬼神。他以神蓍推算，制定历法。

黄帝建立了古国体制：划野分疆。还能"艺五种"。"五种"，是指"黍、稷、菽、麦、稻"五谷。按古史传说神农氏仅能种植黍、稷，而黄帝则能种植多种粮食作物，表明黄帝使当时的原始农业有了进一步的发展。

黄帝是传说中的远古帝王，是否真有其人，目前尚不可考。但是，他作为一种权力、文化标识，由来已久。战国百家言及黄帝时，许多人对他的传闻进行编联增纂，终于造就出一位大帝的形象。汉初，黄帝基本上已具有帝王兼仙人的形象与内涵。

旧时一些地区曾建黄帝庙或轩辕庙，多以之为古仙而奉祀之。《山西通志》载有多处黄帝庙，其"一在曲沃县城中，明正统间里人掘地得古碑……其阴赞文曰：'道德巍巍，声教溶溶，与天地久，亿万无穷。'因立庙"。陕西等地亦有黄帝庙，道教宫观中常有黄帝殿、轩辕祠。如四川青城山常道观既有三皇殿祀伏羲、神农、黄帝，又有轩辕祠专祀黄帝。

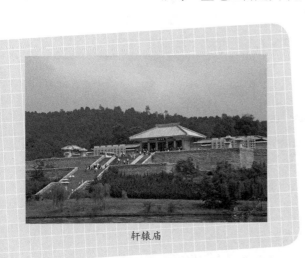

轩辕庙

《黄帝内经》，托名"黄帝"，是古人长期与疾病做斗争的经验总结。成书非一时，作者亦非一人。有说，该书医学经验内容起源于轩辕黄帝，代代口耳相传，经道家、医家等增补发展创作而成的黄老著作，一般认为成书于春秋战国时期。该书是我国现存医学文献中最早的一部典籍，它的成书，是对中国历史上古医学的第一次总结，是目前仅存的战国以前医学的集大成之作，标志着中国医学由经验医学上升为理论医学的新阶段。《黄帝内经》包括《素问》和《灵枢》两部分，各81篇，共162篇。它比较全面地阐述了中医学理论的系统结构，反映出中医学的理论原则和学术思想，构建了中医学理论体系的框架，为中医学的发展奠定了基础。中医学发展史上出现的许多著名医家和众多医学流派，从其学术思想的继承性来说，基本上都是在《内经》理论体系的基础上发展起来的。

神 医 扁 鹊

扁鹊，姓秦，名缓，字越人，尊称扁鹊，号卢医。扁鹊是战国时期著名医学家，居中国古代五大医学家之首，被尊为"医祖"。

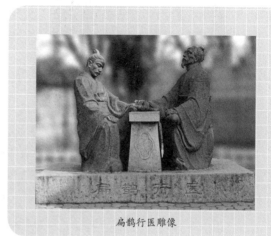

扁鹊行医雕像

扁鹊在青年时期曾替贵族管理客馆，结识了名医长桑君，得其真传，开始行医生涯。他天资聪颖，善于汲取前朝、民间经验，逐步掌握了多种治疗方法，后来医术达到了炉火纯青的地步，随之巡诊列国。遍游各地行医，擅长各科，通过望色、听声，即能知病之所在。在赵为妇科，在周为五官科，在秦为儿科，名闻天下。扁鹊带领弟子到各地行医，因其医术高明，被当时广大老百姓尊称为神医，并且借用上古神话中黄帝的神医"扁鹊"的名号来称呼他。后为秦武王治病，遭太医李醯嫉妒，被设计杀害。

公元前361年，扁鹊到了赵国的都城——邯郸（今河北省邯郸市），主要做带下医（妇科医生），因为当地人特别重视女性，所以扁鹊的名声极大。后来，扁鹊取道汤阴（今河南省汤阴县）之伏道社，渡黄河经长清（今山东省长清区），于公元前357年到了齐国的都城临淄（今山东省临淄县）。扁鹊离开临淄后，于公元前354年到了魏国的都城大梁（今河南省开封市）。在大梁时，他曾见过魏国的魏惠王。公元前350年，他和弟子们到达秦国的都城咸阳，后又回大梁。在公元前355年前后的一段时间里，他和弟子子阳、子豹等人，都逗留在那里行医。大约于公元前317年，他们又取道周都洛阳（今河南省洛阳市），当地的人民很敬重老人，因此他特为"耳目痹医"（五官科、疯科医生），因为"耳目痹"多为老人所患。公元前310年，扁鹊再度来到咸阳，因咸阳的人民很爱小儿，所以他就做了"小儿医"。

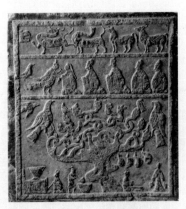
汉画像石——扁鹊行医

扁鹊及其弟子不辞艰辛，周游列国，济世救人，他们"随俗为变"，成为医、药、技非常全面的全科医生。扁鹊在游医列国，积累了丰富的经验，掌握了全面的中医诊断技术，即后来中医总结的四诊法：望诊、闻诊、问诊和切诊，当时扁鹊称它们为"望色、听声、写影、切脉"。他尤精于望色，通过望色判断病证及其病程演变和预后。《史记》称赞扁鹊是最早应用脉诊于临床的医生。先秦时期，中医的脉诊是三部九候脉诊法，即在诊病时，须按切全身包括头颈部、上肢、下肢及躯体的脉。扁鹊是我国历史上最早应用脉诊来判断疾病的医生，并且提出了相应的脉诊理论。

《汉书·艺文志》记载有《扁鹊内经》和《扁鹊外经》，但都已亡佚。现存《难经》系后人托名扁鹊之作。

知识链接

扁 鹊 趣 闻

1. 扁鹊换心

鲁公扈、赵齐婴二人平时总觉得身体不舒服，但又说不上具体有什么病症，就一起请扁鹊诊治。

扁鹊说："公扈，你的意志很强身体却很弱，能深谋远虑却并不果断。齐婴，你的意志很弱身体却很好，没有谋虑却做事果敢。如果把你们的心脏互换，你们的身心就能平衡，也就不会觉得不舒服了。"扁鹊让二人喝了药酒，他们就昏死了过去。扁鹊剖开他们前胸找到了心脏，将它们互换放好，缝合了切口，然后给他们吃了神药，于是二人过了一会儿便醒了。他们感觉到神清气爽，大谢扁鹊后就告辞回家了。

2. 起死回生

一次扁鹊到了虢国，听说虢国太子暴亡不足半日，还没有装殓。于是他赶到宫门告诉中庶子（国君、太子等人的侍从官），称自己能够让太子复活。中庶子认为他说的是无稽之谈，人死哪有复生的道理？扁鹊长叹说："如果不相信我的话，你可以试着诊视太子，应该能够听到他耳鸣，看见他的鼻子肿了，并且大腿到阴部还有温热之感。"中庶子闻言赶快入宫禀报，虢君大惊，亲自出来迎接扁鹊。

扁鹊说："太子所得的病，就是所谓的'尸厥'。人接受天地之间的阴阳二气，阳主上主表，阴主下主里，阴阳和合，身体健康；现在太子阴阳二气失调，内外不通，上下不通，导致太子气脉纷乱，面色全无，失去知觉，形静如死，其实并没有死。"扁鹊命弟子协助用针砭进行急救，刺太子三阳、五会诸穴。不久太子果然醒了过来。扁鹊又调制了方剂给太子喝，使太子坐了起来，还用汤剂调理他的阴阳。二十多天后，太子的病就痊愈了。

这件事传出后，人们都说扁鹊有起死回生的绝技。

3. 扁鹊见齐桓公

"扁鹊见蔡桓公"的故事家喻户晓，"蔡桓公"出自《韩非子》，而"齐桓公"出自《史记》。两人是否为一人，实难考证，但两个故事说的却是差不多的事儿。

扁鹊到齐国时，齐桓公派人召见他，桓公接见时，他望着桓公的颜色，便说："君有疾在腠理，不治将深。"桓公答道："寡人无疾"。他离开后，桓公就对左右的人说："医之好利，欲以不疾为功。"过了五天，他见到桓公又说："君有疾在血脉，不治恐深。"桓公仍答道："寡人无疾"。他辞出后，桓公感到很不高兴。过了几天，再看见桓公时，他又郑重地说："君有疾在肠胃间，不治将深。"桓公很不愉快，没有理睬。又过了几天，扁鹊复见桓公。看见桓公的脸色，吃惊地溜走了。桓公便派人追问原因，他说："疾在腠理，汤熨之所及；在血脉，针石之所及；在肠胃，酒醪之所及；其在骨髓，虽司命无奈之何，今在骨髓，臣是以无请也。"

不久桓公病发，派人去请他治疗，可是他已取道魏国，跑到秦国去了。桓公终因病深，医治无效而死去。

淳于意与古代病案

淳于意，姓淳于，名意，约生于公元前205年，卒年不详。西汉临淄（今山东省淄博市）人。曾任齐国的太仓令，故又称"太仓公"。

淳于意从小喜爱医药方术，因听说菑川唐里公孙光"善为古传方"，即拜为老师，通过自己的勤奋努力，尽受其学，公孙光赞其"必为国工"，并推荐淳于意到菑元里公乘阳庆处进一步学习。高后八年（公元前180），淳于意拜公乘阳庆为师，学习医术。时年公乘阳庆70余岁，膝下无子，考察淳于意品行俱佳，遂将自己的黄帝、扁鹊脉书，五色诊病的技术，悉数传授给淳于意。经过三年苦读，淳于意已能完全掌握老师的医术，为人治病，准确判断疾病的预后。淳

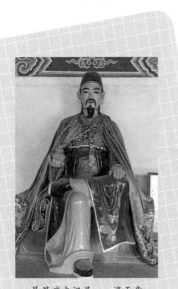
最早病史记录——淳于意

于意学得公孙、公乘二家后，已小有名气，但他仍不满足，后又周游各地，继续学习。"问善为方数者事之久矣，见事数师，悉受其要事，尽其方书意，及解论之"，终成为西汉著名医学家。

淳于意为人淡泊名利，不肯显名，常匿名游走诸侯行医。亦不肯为跋扈的王公贵族看病。《史记·扁鹊仓公列传》记载淳于意"然左右行游诸侯，不以家为家，或不为人治病，病家多怨之者"。文帝四年（公元前176），淳于意由于病家的怨怒而被人控告，押送长安，将被处以断肢的肉刑。医史学家范行准先生指出，这位控告者系齐王刘则家族。起因是刘则患有先天性肥胖病，二十岁那年，由于内分泌失调，引起肥胖病日趋严重，欲求治于淳于意，却又找他不见，最后刘则病重死去。淳于意的小女儿缇萦听到父亲的处决后十分伤心，陪同父亲一起去了长安，并上书文帝，言其父廉平守法，表示"愿入身为官婢，以赎父罪"，文帝感其孝诚，遂为淳于意冤案平反，恢复名誉。这就是著名的"缇萦救父"的故事，成就史上一段佳话。

淳于意冤案平反后不久，汉文帝召见淳于意，详细询问其学医经过，治病情况，他都一一做了回答，其中涉及25位患者的治疗经过。由于淳于意医术高明、医德高尚，司马迁将这些如实记载在《史记·扁鹊仓公列传》中。其中的25例病案就是我国医学史上著名的淳于意"诊籍"。病案包括患者姓名、年龄、性别、职业、居里、症状、病名、治疗、预后等，所录内容完整可信，所载25例病案中，15例为治愈的病例，10例为死亡的病例，反映了淳于意实事求是的科学态度，正如《史记·扁鹊仓公列传》记载：问臣意："诊病决死生，能全无失乎？"臣意对曰："意治病人，必先切其脉，乃治之。败逆者不可治，其顺者乃治之。心不精脉，所期死生视可治，时时失之，臣意不能全也。"这是我国现存最早的医案，在世界医学史上也属较早，是极为少见的珍贵资料。

淳于意亦精于望诊与脉诊。一方面用于诊断疾病，一方面可以判断预后。如齐丞相舍人奴案，遇见患者面色蜡黄，察之如死青之滋，诊断为内关之病，认为此病乃伤脾气，预后险恶，"当至春鬲塞不通，不能食饮，法至夏泄血死"。舍人奴果然于来春四月，因泄血而死去。又如：齐中御府长信热病案，其病虽久，但淳于意诊其脉少衰，判断不死。后果三饮而愈。反映了淳于氏的高超医术，以及对疾病的细致观察。

此外，淳于氏告诫，面对疾病"必审诊，起度量，立规矩，称权衡，合色脉表里有余不足顺逆之法，参其动静与息相应，乃可以论"，强调诊病必须审慎，不可偏颇。

疾病治疗上，淳于意以药物为主，剂型多样，包括汤剂、丸剂、散剂、酒剂、含漱剂、阴道坐药等。此外，辅以针灸、外敷等方法。由此可知，在西汉初年，对于疾病的治疗已经达到了一定的水平。如：菑川王美人怀子不乳案。"意往，饮以莨菪一撮，以酒饮之，旋乳"。莨菪，现代药理研究其含有莨菪碱、阿托品及东莨菪碱，具有镇痛、缓解平滑肌痉挛的作用。故而王美人案即是一例麻醉镇静止痛助产案。

此外，淳于意在其诊籍中也批评了当时的一些错误的养生方法，如服石。五石散是由五种矿物类药物研成的散剂，这些五石散具有一定的毒性，服用以后，轻则中毒残废，重则死亡。

外科鼻祖华佗

华佗是东汉时期杰出的医学家，《后汉书》与《三国志》均为他专门立传。华佗因其精湛的外科医术，受到人们的敬仰，被誉为"外科鼻祖"，创制的外科手术麻醉剂——麻沸散，在世界麻醉学史上占有重要地位。

1. 华佗生平

华佗（140—208），又名旉，字元化，沛国谯县（今安徽省亳州市）

人，与董奉、张仲景并称为"建安三神医"。华佗医学知识渊博，内、外、妇、儿、针灸等科兼通，尤其精于外科、针灸和养身。华佗为人淡泊名利，只愿做一个普通的医生，曾先后拒绝沛相陈珪、太尉黄琬推举做官的机会，最终也因婉拒曹操做其侍医的要求，被曹操所杀害。

华佗一生行医足迹遍及今江苏、山东、河南、安徽地区，深受广大民众的热爱和尊崇，人们赞扬他为神医。华佗有弟子三人：樊阿，彭城人，善针术；吴普，广陵人，著有《吴普本草》；李当之，长安人，撰有《李当之药录》。他们对后世医药学的发展，也做出了贡献。

2. 华佗在医学上的杰出成就

首先在外科方面，创用酒服麻沸散，在患者全身麻醉的情况下进行腹腔手术，并获得较好的效果。《三国志·华佗传》是这样记载的："若病结积在内，针药所不能及，当须刳割者，便饮其麻沸散，须臾便如醉死，无所知，因破取。病若在肠中，便断肠湔洗，缝腹膏摩四五日，差，不痛，人亦不自寤，一月之间，即平复矣。"这段记载虽然文字不长，给人的印象却十分深刻，它确切地告诉我们，华佗曾让患者服用"酒服麻沸散"，熟练施行腹腔肿瘤摘除术和胃肠部分切除吻合术。这样的手术，即使在今天，仍然还算是比较大的手术。而且其手术的缝合刀口四五天即愈，这与现代在无菌操作下的手术刀口愈合期一致。可见当时外科水平之高。其所记载的外敷药膏，很可能是一种良好的消毒生肌药膏，保证了较好的疗效。华佗被后世尊之为外科鼻祖，确实当之无愧。

其次，麻沸散是世界上已知的最早用于外科手术的麻醉药，为中国医生华佗所创制。华佗在行医过程中，常常因

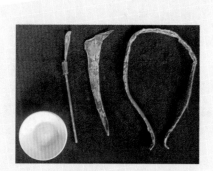

华佗纪念馆中的外科手术工具

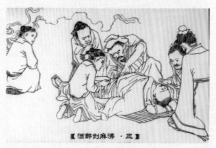

酒醉创麻沸

为病情需要给病人做手术。那时候，还没有麻醉药，所以手术时，病人非常痛苦，常常难以忍受手术带来的疼痛。看着病人痛苦的样子，华佗心如刀绞，为了减轻病人苦痛，于是遍访安徽、山东、河南、江苏等地，采用各种药材，终于创制出一种能有效缓解疼痛的药物——麻沸散。在手术之前，华佗先让病人用酒服下麻沸散，等失去了知觉之后，才开始做手术。相传有一次华佗外出治病途中，遇到一位肚子痛得很厉害的患者。经诊断，华佗断定他的脾烂了，需要马上将其摘除。于是，他取出麻沸散，拌酒让病人服下。病人进入梦乡后，华佗随即剖开他的肚子，切除了坏死的脾。然后将血止住，缝合好伤口，涂上生肌收口的药膏后，仅过一个月，这个病人便痊愈了。

对于麻沸散，《后汉书·方术列传第七十二下》做了这样的记载："若疾发结于内，针药所不能及者，乃令先以酒服麻沸散，既醉无所觉，因刳破腹背，抽割积聚。若在肠胃，则断截湔洗，除去疾秽，既可缝合，傅以神膏，四五日创愈，一月之间皆平复。"

麻沸散从史料记载来看有很好的麻醉效果，《世界药学史》的著者西欧鲁氏说："阿拉伯医家知用一种吸入的麻醉剂，恐从中国人学来，称为中国希波克拉底的华佗，很精此种技术。"可惜的是，麻沸散的药物组成早已失传。传说其失传与三国时期的曹操有很大的关系。曹操患有头风病，请华佗诊治。由于华佗的治疗效果非常好，曹操很高兴，希望留下医术高明的华佗当他的私人医生。华佗不愿意，拒绝了曹操。曹操见其不答应，不放他走。一而再，再而三，华佗一下子住了两个多月。没有办法，于是谎称夫人久病在床，没有人照顾。等夫人病好后，再来侍奉。曹操就派人送他回家。过了不久，曹操的头风病又犯了，派人又把华佗请来。华佗看了曹操的病情，对曹操说："您的病要想彻底根除，必须将头盖骨剖开，取出大脑里边的风涎，才能彻底治好。不然，以后还会再犯的。"曹操犹豫不决，身边小人暗中说了华佗坏话，曹操误认为华佗居心不良，有谋害之心，于是将他关进了监狱。华佗关入监狱以后生病了，自觉没有出狱的希望，于是下定决心，要把一生为人治病的经验总结出来，广济众人。他整整写了一年零三个月，终于把书写成，交给了狱中十分照顾他的狱卒。然而，这名狱卒害怕曹操知道了怪罪，不敢保留华佗的这本书。华佗悲愤之下，就将自己的手稿在狱中用火焚烧了。所以今天，我们也无法看到华佗的这部书稿，麻沸散也就失传了。

目前对于这个神秘的处方，多认为是由曼陀罗花、生草乌、香白芷、当归、川芎、天南星这六味药组成。其中起主要作用的药物是曼陀罗花，又称洋金花。现代药理研究，其主要成分为山莨菪碱、阿托品及东莨菪碱等，具有良好的麻醉作用。

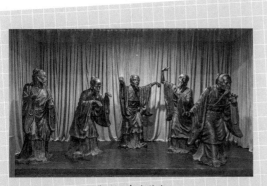

华佗五禽戏雕塑

另外，在体育健身方面，华佗积极倡导体育锻炼来强身健体。著名的传统功法五禽戏，就是华佗发明的导引术，模仿五种动物——虎、鹿、熊、猿、鸟所创编的，既容易学习，又能防病、治病、延年益寿，所以也称华佗五禽戏。五禽戏对后世的影响巨大，是中国传统导引养生的一个重要功法。

再次，在针灸领域，运用针灸治疗疾病，疗效显著。著名的"华佗夹脊穴"，即是以华佗之名命名的一组背部穴位，沿用至今，广泛用于临床多种疾病的治疗。

知识链接

针灸的起源

针灸起源于我国远古时代。古代原始社会的人类，由于居住在山洞，地处阴暗潮湿，加上与野兽搏斗，故多发生风湿类病变和创伤性疼痛，当身体某处有了疼痛时，除祈祷鬼神外，很自然会用手或物去揉按、捶击以减轻痛苦，或用一种楔状石块叩击身体某部位，或割破皮肤放出一些瘀血使疗效更为显著，由此创用了以砭石为工具的医疗方法，这就是针刺的萌芽。

《山海经》记载："高氏之山，有石如玉，可以为箴。"这是远古人类以砭石代针治病的佐证。1963年内蒙古多伦旗头道洼在新石器时代遗址出土了一根磨削的石箴，据鉴定是针刺的原始工具。《素问·异法方宜论篇》记载："东方之域，天地之所始生也，鱼盐之地，海滨傍水，其民食鱼而嗜咸，其病皆为痈疡，其治宜砭石，故砭石者亦从东方来"。这说明了用砭石治病与当时人类所处的环境和历史条件是分不开的。随着人类智慧和社会生产工艺的不断发展，针具由石针、骨针逐步发展成青铜针、铁针、金针、银针，直至现代的不锈钢针。

灸的发明，是在人类知道用火以后，"灸"字构词就与火有关。古时候，当人们身体某一部位发生病痛时，受到火的烘烤后而感到疼痛缓解，逐渐认识到灸熨可以用于治疗，继而从各种树枝施灸发展到艾灸。《素问·异法方宜论篇》记载："北方者，天地所闭藏之域也，其地高陵居，风寒冰冽，其民乐野处而乳食，脏寒生满病，其治宜灸焫。故灸焫者，亦从北方来"。说明灸法的发明与寒冷的生活环境有着密切的联系。

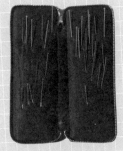

银针

针灸术的发展，经历了一个漫长的历史时期。近年来在甘肃、宁夏，河南马迹山、淮阳、禹县，江苏镇江市等地，均发现了夏商时期骨制铜制的医疗针具，从一个侧面反映了早期针灸治疗的状况。

春秋、战国、秦、汉时期，我国由奴隶社会进入封建社会。随着政治、经济、文化的发展，为医药学的发展提供了条件。针刺工具由砭石、骨针发展到金属针具，特别是九针的出现，更扩大了针灸实践范围，促进了针灸学术飞跃发展，针灸理论也不断得以升华。据《左传》记载，春秋战国时期的医缓、医和均擅长于针灸。先秦名医扁鹊（秦越人）在给虢太子治尸厥时，让其弟子子阳取外三阳五会而使太子复苏，又令弟子子豹药熨两胁下，而见太子坐起。如我国病历记载的创始者淳于意为菑川王治"厥上为重，头痛身热"时，"刺足阳明脉，左右各三所"（《史记》）。发明六经辨证的张仲景，在其著作《伤寒论》中，不仅在方药方面给后人留下了许多光辉的典范，而且在针灸学术上也有许多卓越的贡献。仅《伤寒论·太阳篇》涉及针灸内容的就有20多条，主张针药结合。以外科闻名于世的华佗亦精于针灸，后人为了纪念他在针灸方面的贡献，将项以下侠脊处命名为"华佗夹脊穴"。三国时期的曹翕擅长灸法，著《曹氏灸经》和《十二经明堂偃人图》，可惜失传。

1973年长沙马王堆3号汉墓出土的医学帛书中，有两种古代关于经脉的著作，它论述了十一条脉的循行分布、病假表现和灸法治疗。根据其足臂阴阳的命名特点，称为"足臂十一脉灸经"和"阴阳十一脉灸经"，是现存最早的经脉文献。

这些均证明针砭、火灸、热熨等早已广泛用于各种疾病的治疗，为临床实践的总结和提高以及医学理论的形成和发展起了重大的作用。

导引与气功

气功，是一种中国传统的保健、养生、祛病的方法，以呼吸、身体活动和意识的调整为手段，即：调息、调形、调心，以达到强身健体、防病治病、益寿延年目的的一种身心锻炼方法。气功种类繁多，主要分为静功和动功。静功是指身体不动，只靠意识、呼吸的自我控制来进行的气功，如站桩、坐禅等；动功是指以身体的活动为主的气功，特点是强调与意气相结合的肢体操作，导引就以动功为主。

"导"指"导气"，"导气令和"；"引"指"引体"，"引体令柔"。导引是我国古代的呼吸运动（导）与肢体运动（引）相结合的一种养生术，呼吸俯仰，屈伸手足，使气血流通，促进健康，与现代的保健体操相类似。据《吕氏春秋·古乐篇》记载："昔陶唐氏之始，阴多滞伏而湛积，水道壅塞，不行其原，民气郁阏而滞着，筋骨瑟缩不达，故作为舞以宣导之。"这段文字表明，远在尧时代人们已经知道舞蹈可以舒筋健骨，强壮身体。古人为通利筋骨所制之舞蹈，可视为导引术之雏形。

　　春秋战国时期，出现了专门研究导引吐纳的养生家，如《老子》记载有"吹""呴"等有关导引的呼吸方法；《庄子》明确提出"吹呴呼吸，吐故纳新，熊经鸟申，为寿而已矣"。现存最早的医籍《黄帝内经》中也记载有许多有关导引的内容，如《素问·异法方宜论》指出："中央者，其地平以湿，故其病多痿、厥、寒、热，其治宜导引、按跷"。说明当时居住中原地区的人们，患痿痹诸症，多用导引、按乔的方法来治疗。《灵枢·病传》篇有："或有导引行气、乔摩、灸熨、刺、焫、饮药之一者。"可见，此时导引术已是中医治疗疾病的常用方法之一。天津历史博物馆收藏了一件战国初年的石刻文玉佩，高3.5厘米，宽3.5厘米，呈十二面体柱状，上刻篆书四十五字——《行气玉佩铭》，经郭沫若先生考证译文如下："行气，深则蓄，蓄则伸，伸则下，下则定，定则固，固则萌，萌则长，长则退，退则天。天机春在上，地机春在下。顺则生，逆则死。"铭文讲的是深吸收的一个回合，扼要讲述了行气的要领、过程和作用，以及较为具体的运气路线，证明当时人们已懂得运气的方法。《行气玉佩铭》是一篇完整的早期气功理论著作，它以极简要的形式讲述了气功的要领与功能，类似于当今的周天运行法。它是研究我国占代导引行气术最早而有价值的气功文献和珍贵资料。铭文和《庄子》一书关于"导引"的记载互为印证，说明导引术在战国时代已趋于成熟。

　　20世纪70年代，在湖南长沙马王堆3号汉墓出土的一幅《导引图》，高约50厘米，长约100厘米，其上为各种人物图像，均为工笔彩绘，以黑色线条勾画轮廓，填以朱红或青灰带蓝色彩，经专家鉴定为西汉初年的文物。图上描绘的人物图像有40余个，为不同性别、年龄、各种动作和姿态：有立势、步势和坐式，有徒手的、使用器械的，还有模仿各种动物形态，除熊经、鸟伸外，还有狼顾、猿呼、猴沐、鸱背、鹤听等多种形态。与先秦的导引术相比，无论动作的数量与内容都有极大的发展。特别值得一提的是，根据图中可辨识的文字记载，如"烦""痛明""引（耳）聋""覆（腹）中""温病""引项""引痹痛""引颓（疝）"等，说明当时人们应用导引术来治疗四肢运动系统、消化系统、五官及某些传染性疾病，此图反映出汉代导引术已与医疗保健紧密结合起来。

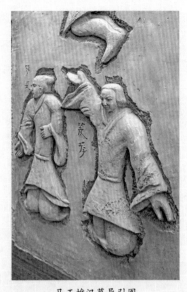

马王堆汉墓导引图

东汉三国时期名医华佗十分重视导引疗法，他在长期的医疗实践中，在吸收古代导引式式的基础上，创编了"五禽戏"。他认为，只要人们坚持锻炼，就可以增强体质，预防疾病。《三国志·华佗传》记载："吾有一术，名曰五禽之戏，一曰虎、二曰鹿、三曰熊、四曰猿、五曰鸟，亦以除疾，并利蹄足，以当导引。"相传华佗曾对他的弟子吴普这样说过："五禽之戏，亦以除疾，并利蹄足，以当导引。体有不快，起作一禽之戏，沾濡汗出，因上著粉，身体轻便，腹中欲食。"据史籍记载，由于华佗坚持锻炼，相貌如童。后来，吴普等人亦用这种方法锻炼，活到90多岁还是牙齿坚固，耳聪目明。南朝时期名医陶弘景在《养性延命录》中辑录了《五禽戏诀》："虎戏者，四肢距地，前三掷、却二掷。长引腰，乍却仰天，即返距行，前、却各七过也；鹿戏者，四肢距地，引项反顾，左三右二。左右伸脚，伸缩亦三亦二也……"晋朝医家葛洪在《抱朴子》中记载了龙导、虎引、熊经、龟咽、燕飞、蛇曲、鸟伸、天俛、地仰、猿据、兔惊等各种名称。隋朝巢元方的《诸病源候论》中辑录了《养生方导引法》等导引专书的大量文字，有患各种疾病时所应用的导引，近300种具体术式和操作方法，其中也提到一些模拟动物的名称，如龙行气、蛇行气、龟行气、雁行气等。

唐朝医学发达，由于统治者的重视，官方设有太医署，行政官员有太医令、太医丞。学校设有按摩科,授课内容主要是"学教导引之法"。按摩科的设置正式把医疗体育纳入了学校轨道,形成了独立的学科,推动了传统养生术的传播和发展。著名医学家、养生家孙思邈著的《千金方》中,记载和论述了不少关于养生的理论和方法。他继承了前朝"动以养生"的思想,强调"养形"。他说:"养生之道,常欲小劳,但莫大疲及强所不能堪耳。且流水不腐,户枢不蠹,以其运动故也。"强调人体要经常活动,但是活动不要过量,要量力而行。孙思邈认为导引行气可以增进健康,祛病延年。在《千金要方》中介绍了两套完整功法,即"老子按摩法"与"天竺按摩法",名为按摩法,实则是一套完整的肢体运动。至于行气,孙思邈在《枕中方·行气》一节专讲古代气功。他说:"气息得理,即百病不生,若消息失宜,即诸病竟起。善摄养者,须知调气方焉,调气方疗万病大患。"孙思邈的行气是在晋朝葛洪"胎息"理论的基础上发展起来的。行气时思想集中在几个部位上,使神经中枢得到休息,以达到除病健身的目的,其论述与近世气功中的"内养功"相似,这说明唐朝的导引行气养生术已经成熟。

隋唐以后,由导引衍化派生出名目繁多的各种保健运动术式,如八段锦、十二段锦、易筋经、太极拳等。如八段锦,宋朝洪迈所著的《夷坚志》,记载于曾慥《道枢·众妙》篇的"八段锦"为:"仰掌上举以治三焦者也,左肝右肺如射雕焉;东西独托所以安其脾胃矣;返复而顾所以理其伤劳矣;大小朝天所以通其五脏矣;咽津补气,左右挑其乎,摆鳝之尾所以祛心疾矣;

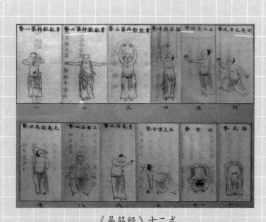

《易筋经》十二式

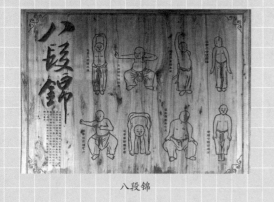

八段锦

左右手以攀其足所以治其腰矣。"从这套动作名称可以看出，中医学和气学的影响较明显，而且在动作名称上就动作方法和动作功能做出了描述。现代较为流行的是清朝梁世昌《易筋精图说》所附"八段锦"："两手托天理三焦，左右开弓似射雕，调理脾胃须单举，五劳七伤向后瞧，摇头摆尾去心火，两手攀足固肾腰，攒拳怒目增气力，背后七颠百病消。"从这套动作名称和描述可以更加清楚地看出中医学理论的影响。

像导引、气功这样的体育疗法，与一般的健身体操不同，不论在技术上、理论上都有它独特的内容，这种锻炼方法，能充分调动机体内在的因素，从保健意义上说，它不仅能增强体质、防病治病，而且能够防止衰老、延年益寿，是我国医学宝库中的重要组成部分。

3 脉诊、推拿与按摩

脉诊的演变

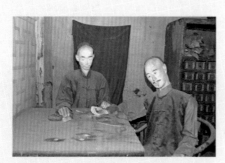

安国药王庙——脉诊

脉诊，是中医学一项独特的诊法，属于中医"四诊"（望、闻、问、切）之切诊的范畴，是辨证论治不可或缺的客观依据之一。是医者通过按触人体的脉搏，以体察脉象变化的切诊方法。又称切脉、诊脉、按脉、持脉等。那何为脉象呢？脉象就是脉动应指（指头）的形象，包括频率、节律、形态、充盈度、显现部位、通畅的情况、动势的和缓、波动的幅度等诸多方面。脉象的形成与脏腑气血密切相关，若脏腑气血发生病变，血脉运行就会受到影响，则必然从脉搏上反映出来，呈现病理脉象，成为诊断疾病的重要依据。

相信大家对现在中医诊脉都有了一定的了解，简言之，即所谓的"寸关尺"，也就是寸口脉诊法。可以看到医生用中指按在桡骨茎突内侧，定下"关脉"的部位，接着用食指按在关前的部位为"寸脉"，无名指按关后的部位为"尺脉"。三指呈弓形，指头平齐，用指腹按压脉搏，根据掌握的病情，加之病人的年龄、性别以及季节气候等情况综合判断脉象的辨证意义，这就是中医脉诊法。

从文献学的角度来看，脉诊的演变是从繁到简的，脉学史公认的发展主线是从遍身诊法发展到独取寸口，在此进程中诊脉的方法有：遍身诊法、三部诊法、寸口诊法。

相传古代医生诊脉并无固定的部位，凡是动脉部分都可以切循，一般是哪里有病，医生就在病位附近的脉搏搏动处进行诊察，这可能是最古老的一种方法。据《史记》载，扁鹊、仓公都采用过这种遍身诊法。

据现存最早的医学典籍《黄帝内经》记载，古代的切脉法有：三部九候法、人迎寸口诊法、尺肤诊法、寸口诊法等。《素问·三部九候论》对三部九候法有详细的论述，将人体分成上（头）、中（手）、下（足）三部，每部又分成天、地、人三候。人迎寸口诊法是候人迎（颈动脉）和寸口（桡动脉）两处的脉象并相互对照的一种诊脉法，即：人迎主外，候阳；寸口主中，候阴。通过比较两处脉象的大小来辨别疾病的性质与病在何经何脉；尺肤诊法是切脉与视诊、触诊相对照的一种诊法，医者诊寸口脉象时参照尺肤（寸口脉到上肢肘窝中的尺泽穴这段皮肤）的状况（包括肤色、温度以及皮肤润燥等情况），以此来判断疾病的性质、身体的强弱等；寸口脉法是一种独取寸口的诊脉方法，《素问·经脉别论》载"肺朝百脉，气口成寸，以决死生"。意即诊察肺经循行所过之寸口部位的脉象，可以判断疾病的情况及人的生死，《素问·脉要精微论》将各个脏腑分配于前臂不同部位，据此来诊断所属脏腑的疾病。

《难经》认为"寸口者，脉之大会，手太阴之脉动也……寸口者，五脏六腑之所终始也，故法取于寸口也"。对于三部九候，《难经》解释曰："三部者，寸关尺也。九候者，浮中沉也。"可见，《难经》时期已明确将三部九候归于手部的寸口脉，并立寸关尺之名，描述了以关作为分界线，尺、寸两个部位，但对于脏腑分属并未提及。

东汉医家张仲景在《伤寒杂病论》中以"辨某某病脉证并治"为题，将脉与证作为辨证施治的依据，并主张人迎、寸口、趺阳三部合参，书中分别详述寸、关、尺三部脉象，并将左右手脉象相互比对，可见，仲景诊脉法独取寸口已广泛应用，三部九候亦未完全废弃。

脉诊的方法和理论散见于古代的各种典籍中，并未专门总结成为系统，若论脉学，晋朝医家王叔和所著《脉经》无疑是集大成者，这也是继《难经》之后的一部脉学专著。在此书中，王叔和将脉象分为24种，对脉学的描述和阐释细致而深刻，对于每种脉象在医者指下的特点、代表病证等都描述得十分贴切，语言生动准确，非常实用，并与"平脉"（正常人的脉象）做了比较和区别。《脉经》明确了寸关尺的部位及六部所主脏腑，并着重阐述了六部脉位主病的临床应用。历代对寸关尺的脏腑分属虽存在不同看法，但《脉经》所记载的原则却一直为后世医家所采用。

脉诊从遍诊法逐步演变为寸口脉法，应该说是脉学上的一大进步，遍诊法比较繁复，且临床诊察时确有其不便之处。另外，寸口脉的盛行也有其历史原因，在封建社会，礼教约束使得脉诊对妇女来说有诸多不便，加之八朝后缠足之风日盛，候足更为不便，由此使得寸口脉诊日渐成为切脉的主要方式。

明清时期脉学得到了进一步发展，如明朝李时珍所撰的《濒湖脉学》用歌诀形式，依照体状诗、相类诗、主病诗的次序，具体表述27种病脉的形状、部位、频率、节律特征变化及其与病症的关系，指出了相似脉的鉴别方法，至今仍为临床医生的重要参考书。明朝张景岳的《景岳全书》、清朝李延昰的《脉诀汇辨》、周学霆的《三指禅》、周学海的《脉义简摩》等，也分别从脉诊原理、方法、应用及其规范化等方面对脉诊发展做出了贡献。

时至今日，脉诊仍然是中医生必须要掌握的，诊断疾病的重要手段，但不得不提的是，理论上谈脉诊不难，但实际操作中要确定是何脉、解释分析脉象与疾病的关系，绝非一日之功。不经过多年的反复实践，细心体会，不用心去领悟与比较，是不可能真正把握脉诊的。正如王叔和在《脉经》序言中提到的，诊脉"在心易了，指下难明"，便强调了诊脉的艰难，故诊脉的关键是要将学会背会的脉学知识灵活准确地应用到临床实践中去，这句话也成了学习脉学时的"警世"之言，这一点对于业医者来说，更是不可不知。

推拿疗法

推拿，即按摩，古称"按跷""按扤"等，是中医一种独特的治病方法，医者通过按、摩、推、拿、揉、捏等各种手法，作用于患者体表部位，通过疏通经络、宣通气血、调和阴阳、扶正祛邪，达到防病治病的效果。

"按摩"是"推拿"的古称，因古代推拿手法以按法、摩法为主，故有此名。"按"《说文解字》释为"下也，抑也，止也"，也就是下压、遏止之意。"摩"《说文解字》释为"研也"，即回旋摩擦之意。"按""摩"二字均从"手"旁，说明其动作与手有关。古代史书里，早有用按摩治病的记载，如司马迁著的《史记·扁鹊仓公列传》中有："上古之时，医有俞跗，治病不以汤液醴洒，镵石挢引，案扤毒熨。"这里说的上古俞跗，应为使用"挢引""案扤"等按摩手法治病的医学家。

关于按摩的起源，从某种意义上说，很大程度出自于本能。在远古时代，原始人类"茹草饮水""穴巢而居"的生活方式，使其难免遭受疾病毒伤之害，在缺少针药的情况下，简单的按压、抚摸动作，能帮助减轻疼痛和一些不适症状，故这种简单的动作有可能就是原始按摩术的起源，经过多次的反复实践，摸索到一些有效的手法，最后才形成了按摩疗法。早期手法单一，按法、摩法是主要手法，到《黄帝内经》成书，其中提到的手法也不过十余种，唐宋以后治疗范围日益扩大，手法也不断增多，技巧性也逐步增强，使原有的手法不断完善，手法的分类亦趋成型，"按摩"一词已不足以概括和反映这一疗法的全部，"推拿"之名应运而生。推拿疗法的名称由"按摩"向"推拿"的演变，反映了这一疗法从简单到复杂、从初级向高级、从经验向理论不断发展成熟的过程。

20世纪70年代，从长沙马王堆3号汉墓出土的医药帛书《五十二病方》中记载有十余种按摩手法，治疗内科、外科、伤科、皮肤科、儿科、妇科等多种疾病，反映了西汉以前我国按摩学的发展情况。

现存最早的中医典籍《黄帝内经》对"按摩"已有较为详细的记载，确立了按摩术在治疗中的地位，论述了按摩的作用机制，强调了按摩的辨证及禁忌，为按摩学理论体系的形成奠定了基础。如《素问·至真要大论》曰："寒者热之，热者寒之……上之，下之，摩之，浴之……"可以看出，按摩术在当时已是中医治疗疾病行之有效的必要的常用方法之一。《素问·异法方宜论篇》有："中央者，其地平以湿，天地所以生万物也众，其民食杂而不劳，故其病多痿厥寒热，其治宜导引按跷。"说明《内经》时期认为按摩术发源于中国的中部地区，其产生与当地的地理、气候、风俗习惯等有关，人们已经掌握用按摩疗法来治疗肢体麻木、痿、厥、寒热等症。对于按摩的辨证及禁忌，《黄帝内经》认为有可按者，有不可按者，有按则病增者，有不可不按者。同时对按摩的作用机制也有论述，如《素问·血气形志篇》曰："形数惊恐，经络不通，病生于不仁，治之以按摩醪药。"指出了经络不通，气血不通，人体中的某些部位就会患病，可以用按摩的方法疏通经络气血，达到治疗的作用。可见，《黄帝内经》时期人们对于按摩的产生、治疗病症和作用已有比较系统的认识。

名医扁鹊、华佗、张仲景等在临床实践中，进一步补充、发挥了《内经》按摩学的内容。如《周礼疏》记载了扁鹊抢救虢国太子尸厥的医案："扁鹊治赵太子暴疾尸厥之病，使子明饮汤，子仪脉神，子游按摩。"《后汉书·华佗传》记载，华佗曾用倒悬、铍刀决脉、膏摩等法治疗顽固性头眩病。由此可知，按摩疗法不仅用于治疗一些慢性病如寒湿痿痹等，而且也用于急症的抢救。汉朝医家张仲景在《金匮要略》中记载了用按摩抢救"自缢死"的病案："救自缢死……一人以手按据胸上，数动之，一人摩捋臂胫，屈伸之，若已僵，但渐渐强屈之，并按其腹，如此一炊顷，气从口出，吸呼眼开……"此外，张仲景还创立"头风摩散方"，应用按摩法借药涂搽，治疗风邪引起的头风痛。《神农本草经》也提及膏摩，下品"雷丸下"记载作膏摩，除小儿百病。

至魏晋南北朝时期，按摩已广泛应用于临床。如晋朝医家葛洪著的《肘后备急方》，记载了膏摩及多种按摩手法（如爪掐法、抓腹法、拍法、掷背法等），用于多种急症的治疗。如《肘后备急方·救卒中恶死方第一》中有："令爪其病人人中，取醒。"这种爪掐人中的急救方法至今仍应用于临床。

隋唐时代是按摩术的兴盛时期，这一阶段有许多关于按摩疗法的详细论述，如巢元方、孙思邈等医家都将按摩术编入医著，不仅用按摩疗法治病，同时还提出预防疾病的主张。此外，其他医书中也记载了摩目、摩鼻、摩足心等保健按摩方法，如《养生书》记载了预防伤风感冒的鼻翼按摩法："常以手中指于鼻梁两边，揩二三十遍，令表里俱热，所谓灌溉中岳，以润于肺也。"这种方法经过临床实践，确有预防上呼吸道感染（伤风感冒）的功效。

隋唐时代官府非常重视有组织地开展按摩教学活动，并制定严格的考试制度。在隋朝就设有按摩博士职位，到了唐代按摩教育要求更高，分工更细。唐太医署分设四科，其中专门设置按摩科，包括按摩博士、按摩师、按摩工、按摩生等，按摩博士在按摩师和按摩工的协助下，指导按摩生学习按摩导引之术。此时，随着经济文化的发展，先进的医疗技术也被传播到国外，我国的按摩医术被传往朝鲜、日本、印度等国。

按摩术发展到宋朝，由于受到封建礼教的束缚，远不及唐朝兴盛，甚至官方医疗机构"太医局"还取消了按摩科，但由宋政府编纂的《太平圣惠方》中还是收载了以膏摩法治疗小儿病症的内容。另一部由官方编撰的《圣济总录》，卷四"治法门"中，对按摩也作了专题叙述，并认为按摩的主要作用是"开达抑遏"。同时还介绍了按摩与导引相结合用于治病防病，今流传之太极拳、易筋经等皆产生于此时。作为"金元四大家"的张从正，著《儒门事亲》一书，明确指出按摩具有疏散外邪的解表作用，把按摩列入汗吐下三法的"汗"法之中，使按摩术与中医治则联系起来。宋朝洪迈所撰的《夷坚志》记述了名医庞安常将按摩术应用于妇产科，以温熨按摩之法用于难产，取得成功的医案："一妇人妊娠将产，七日而子不下，百术无良效……令家人以汤温其腰腹间，安常以手上下抚摩之，孕者觉肠胃微痛，呻吟间生一男子，母子皆无恙。"在宋朝，自我按摩很受重视，如张杲所著的《医说》和张锐所著的《鸡峰普济方》中都有关于自我按摩的记载，张道安的《养生要诀》介绍了"热摩两足心及脐下"的按摩养生法。

明朝太医院设立十三科，其中按摩科单设一科。自明朝始，文献上使用"推拿"名称代表按摩术，此时的按摩手法更加多样化，不仅应用于成人，而且推广到儿科多种疾病的治疗，小儿按摩专著相继问世，如《小儿推拿秘旨》《小儿推拿秘诀》《陈氏小儿按摩经》等。清朝前期政府比较重视按摩疗法，整理编纂的《医宗金鉴》中，《正骨心法要旨》一节对创伤按摩疗法记载较详。另外，还有器械模仿按摩手法，制成按摩器，这是按摩史上的一个创新之举。今天，故宫博物院的御药房里还收藏着乾隆、光绪年间的两件按摩器：一件是由三颗蜜蜡朝珠做成，一件是由金星石雕琢成瓜棱形的按摩器。可以说，它们都折射出中医按摩术智慧的光芒。

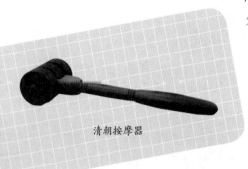

清朝按摩器

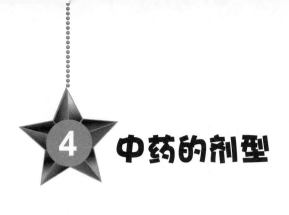

中药的剂型

中药是我们的祖先在与疾病的斗争中发现的，剂型是其应用的形式，中药剂型是根据药物的性味、病情的需要及其给药途径，将中药材加工制成既便于临床应用，又可以减轻其峻烈之性和毒性，使之发挥最佳疗效的形式。中药剂型历史悠久、源远流长，可以说，在药物出现的同时，剂型也就存在了。下面重点介绍几种剂型：汤、丸、散、膏、酒、丹。

汤　剂

汤剂，古称汤液，相传是殷商时期的伊尹所作，可以说，火的利用和陶器的发明促进了汤剂的产生。《黄帝内经》是我国现存最早的医学典籍，书中记载有半夏秫米汤、鸡矢醴等，此时方剂的命名已将药物与剂型名称结合起来。汤剂是中医应用最早、最广泛的剂型，而且由于汤剂能适应中医辨证论治、灵活用药的需要，制备方法简单，药效发挥迅速，故一直沿用至今。

值得一提的是，汤剂的入药原料大致经历了"（㕮）咀""煮散""饮片"的变革。古代汤剂的入药原料以"（㕮）咀"为主，即将药材加工破碎使用。东汉张仲景在《金匮玉函经》中指出"凡（㕮）咀药，欲如大豆，粗则药力不尽"，对药材粉碎的大小提出了要求。明清以后，药源增加，切制技术提高，有了"饮片"的应用和发展，即将中药材经炮制加工，切制成一定长短、厚薄的片、段、丝、块等，供调配汤剂使用。现代汤剂采用饮片为入药原料，有一定优点，如具有不同的外观特征及药材组织构造特征，便于药材的鉴别、煎出、过滤和贮存，有利于商品流通。但饮片煎汤也存在一定的问题，由于有些饮片较厚较大，药效物质不易完全煎出，药材利用率不高，用量较大。现代对于汤剂的研究应用与饮片的研究改进正向纵深发展，从基础研究到应用研究均取得了不少进展。

丸　剂

丸，即一种小球形的或圆团状的药，外面或可包裹糖衣，供整粒吞服。丸剂，是指药材细粉或药材提取物加适宜的黏合辅料制成的球形或类球片形制剂。按制备方法分类，丸剂可以分为塑制丸（如蜜丸、糊丸、浓缩丸、蜡丸等）、泛制丸（如水丸、水蜜丸、浓缩丸、糊丸等）、滴制丸（滴丸）等。从丸剂的制作方法来看，早在《五十二病方》中就有记载油脂丸、酒丸、醋丸等，说明制作方法已较为多样。至《素问·腹中论》中详细记载有四乌鲗骨一藘茹丸治疗血枯的病证，"以四乌鲗骨一藘茹二物并合之，丸以雀卵，大如小豆，以五丸为后饭，饮以鲍鱼汁，利肠中及伤肝也"。到了汉朝以后，丸剂的制法有了明显提高，大多改进用炼蜜为丸，还有些用枣肉之类作为制作丸药的黏合剂。明朝李时珍的《本草纲目》中收载的丸剂有大蜜丸、小蜜丸、糊丸、蜡丸、水丸、糖丸、药汁丸、浓缩丸、包衣丸、面囊丸等。

当今多数丸剂现仍然广泛应用，如大蜜丸、小蜜丸、糊丸、蜡丸、水丸、浓缩丸等。其中，大蜜丸即每丸在 0.5 克以上的丸药，小蜜丸即每丸在 0.5 克以下的丸药，如常见的金匮肾气丸、知柏地黄丸、八珍益母丸、人参养荣丸、乌鸡白凤丸、大山楂丸、槐角丸、跌打丸等均属于此类。部分丸剂已被改进，对现代中药剂型的设计产生了极为深远的影响，如滴丸，常见的有苏冰滴丸、丹参滴丸、冠心苏合滴丸等。滴丸剂具有"三效"的优

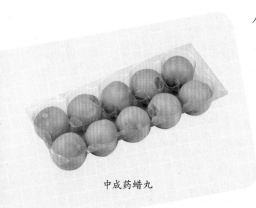

中成药蜡丸

势，即速效、高效、长效。滴丸多为舌下含服，药物通过舌下黏膜直接吸收，进入血液循环，避免了吞服时对肝脏的影响，以及药物在胃内的降解损失，使药物高浓度到达靶器官，迅速起效。一般含服 5~15 分钟就能起效，最多不超过 30 分钟。有的还加入了缓释剂，可明显延长药物的半衰期，达到长效的目的。

历代医家非常注重药物的剂型及应用，对于一些虚证或久病多用丸剂，如《金匮玉函经》卷一所载，"丸能逐风冷，破积聚，消诸坚癖，进饮食，调和荣卫"。《伤寒论·辨阴阳易差后劳复病脉证并治》有："大病差后，喜唾，久不了了，胸上有寒，当以丸药温之，宜理中丸"等。金元时期剂型理论进一步的发展，如《汤液本草·东垣先生用药心法》指出，"丸者，缓也，不能速去之，其用药之舒缓而治之意也"。说明张仲景、李东垣等都非常重视剂型的选择，认识到对疗效的发挥具有重要的影响，此与现代的研究结果相一致。

散　　剂

散剂也称粉剂，是将药物捣碎或研磨，或与适宜的辅料经粉碎、均匀混合而制成的干燥粉末状制剂，可为粗粉末也可为细粉末，供内服或外用。内服散剂一般为粗末加水煮服；细末用白汤、茶汤、米汤或酒调服。外用一般研成极细末，撒于患处，或用酒、醋、蜜等调敷患处。内服散又可分为煮散和一般散两种，煮散是中药特有的剂型之一，粉末较一般散剂为粗，不直接吞服而采用酒浸或煎汤的方式煎制，服时有连渣吞服者，有去渣服汤者，视处方具体规定而异。如银翘散、五积散等。一般散如常见之平胃散。外用散剂，又可分为撒布散（如桃花散）、吹入散（如锡类散）、眼用散（如八宝眼散）及牙用散（如牙疼散）等。

早在《黄帝内经》就有散剂治疗疾病的记载，如治疗"酒风"的"泽泻饮"，即是内服的散剂。《伤寒杂病论》中载有多种散剂，其中，内服散剂如文蛤散，外用散剂如头风摩散方，吹鼻散剂如皂荚吹鼻方，舌下散剂如桂屑着舌下方等，张仲景认为"散能逐邪风、湿痹、表里移走，居处无常处者，散当平之"。晋朝医家葛洪所著的《肘后备急方》中记载的散剂多达80余种，其中绝大多数是内服散剂，也有煮散剂型，此外还有少部分外用散剂。因散剂制备方法简单，且奏效快，故葛洪善用散剂"治急症"。唐朝以后，由于战乱频繁，药材短缺，煮散因其用药量少，用法与汤剂相同，适应当时药材短缺的需要，宋金元时代应用普遍。同时，因煮散用药量小，药力较薄，后世也受到一些医家的反对。如宋朝《苏沈良方》指出："大率汤剂气势完壮，力与丸散倍徒，煮散多者一啜不过三五钱极矣，比功较力岂敌汤势。"庞安时亦认为煮散用药量少，药力弱，特别指出"或有病势重者，即于汤证之下注云，不可作煮散也"。并列出阳毒升麻汤等数方不可作煮散用。然而，煮散以其用药量少，节约药材等优点，有时仍为现代一些医家采用。

膏　剂

膏，是指脂肪或黏稠的、糊状的东西。《说文解字》曰："膏，肥也。"《古今韵会举要》："凝者曰脂，泽者曰膏。"膏的含义较为广泛，若指物，以油脂为膏；若指形态，以凝而不固称膏；若指口味，以甘滑为膏。《山海经》有："言味好皆滑为膏"；若指内容，以为物之精粹；若指作用，以滋养膏润为长。膏剂有外敷和内服两种。外敷膏剂，古称薄贴，用植物油或动物油加药熬成胶状物质，涂在布、纸或皮的一面，可以较长时间地贴在患处，主要用来治疗皮肤疮疖、疮疡肿痛等，是中医外治法中常用的药物剂型。内服膏剂，又称膏方，因其起到滋补作用，也有人称其为膏滋药、滋补药，广泛运用于内、外、妇、儿、伤骨、五官等科疾患及大病后体虚者。

膏剂历史悠久，早在《五十二病方》中即有关膏剂制备方法的记载：一种以凝固的油脂与药物粉末混合，如"以水银傅，又以金铬冶末皆等，以彘膏膳而傅之；另一种是将油脂与药物同煎，如"冶黄芩、甘草相半，即以彘膏财（适当）足，以煎之……"《黄帝内经》

中也有关于膏剂临床应用的论述，如以文武膏（桑椹膏）养血；马膏，主要供外用。《后汉书·方术传》有关于华佗用神膏外敷的记载。张仲景的《伤寒杂病论》载有不少膏方的制法与用途，如《金匮·腹满寒疝宿食病》中记载的大乌头煎即是膏方内服。及至晋朝，《肘后百一方》有"莽草膏"及"裴氏五毒神膏"的记载。此时，膏剂的运用已由皮肤外敷，逐步外塞和内服并用以治疗疾病。唐宋时代，对膏剂的制作及使用方法，续有发展。医家们把外敷药膏称为"膏"，而将内服膏剂称为"煎"，如《千金方》中"苏子煎""杏仁煎""枸杞煎"等，不仅用于治病，并且开后世补虚康复、养生抗衰之先河。金元时期，扩大了膏剂治病的范围，如有治消渴的"地黄膏"、治咳嗽喘满的"蛤蚧膏"等。明朝《御制饮膳调养指南》"琼玉膏""天门冬膏"等，规定以"慢火熬成膏"，并认为能"延年益寿，填精补髓，发白变黑，返老还童"。到了清朝，膏剂已成为临床治疗疾病的常用手段，广泛应用于内、外、妇、儿各科。其中许多膏方沿用至今，如《本草纲目》中的益母草膏、《寿世保元》中的茯苓膏等。慈禧太后就长年服食"扶中减元和中膏""菊花延龄膏"等多种膏滋以达调补身体，延龄驻颜之效。

酒　剂

　　酒，本身就是一种重要的中药，酒是液体，具有挥发和溶媒的特性。《礼记·射义》曰："酒者，所以养老也，所以养病也"。《汉书·食货志》称酒为"百药之长"。中医学认为：酒乃水谷之气，味辛、甘，性大热，气味香醇，归心、肝二经，能升能散，宜引药势，且活血通络、祛风散寒。《素问·汤液醪醴论》曰："邪气时至，服之万全。"

　　酒剂在医药古籍中的记载，首推 1973 年在长沙马王堆 3 号汉墓出土的《五十二病方》，书中载有酒煮和酒渍两种方法，如"取杞本长尺，大如指，削，春木皿中，煮以酒""取茹卢本之，以酒渍之，后（等候）日一夜，而以涂之"。酒精是一种良好的溶剂，有些中药的有效成分不易溶于水，但易溶于酒，将药物浸泡于酒中，制成各种酒剂，可以说是医学史上的一项重大发明。酒剂将中药与酒"溶"为一体，药借酒力、酒助药势，可以充分发挥效力，更好地提高疗效。《黄帝内经》中记载有用蜀椒、干姜、桂心制成的药酒，多用于寒痹的治疗。现在各种风湿药酒畅销国内外，经久不衰。

丹　剂

　　丹药在我国亦有悠久的历史。丹剂一般是指含有汞、硫等矿物，经过加热升华提炼而成的一种化合制剂，具有剂量小、作用大、含矿物质之特点。其药性较为峻烈，所以一般用量也较小。此剂多外用，如红升丹、白降丹等。此外，习惯上把某些较贵重的药品或有特殊功效的药物剂型也叫作丹，如至宝丹、紫雪丹等。

　　早在《五十二病方》中就载有丹剂的制作，更有独到之处，这种丹剂不需炼丹"升华"，而是利用烟囱的微热加工，用"养法"制成；汉朝魏伯阳著的《周易参同契》，是一部炼丹专著，它被世界公认为炼丹术和化学发展的前身，是制药化学之祖。晋朝医家葛洪著有《抱朴子内篇》专论丹剂，书中记载了不少炼丹、炼汞的方法，对推动中药丹剂的应用和发展起到了较大的作用。追溯丹剂的起源及发展过程，也是道家炼丹术的延续与发展，可以说，炼丹术与丹药是不可分割的一个整体，今日之丹剂也是得益于古代的炼丹术。在古代，丹药所代表的意思有两个：一为仙丹；二为普通药剂。仙丹是作为服食的丹药，中国历史上有多位皇帝都祈求长生不老，结果因中毒而丧命。普通的丹剂多作为外科用药及皮肤科用药，但就现今的丹药使用趋势来看，品种越来越少，应用范围也越来越小。

　　从以上几种中药剂型的发展历史可以看出，自古迄今，中药剂型经过历代医药学

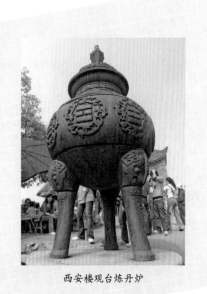

西安楼观台炼丹炉

家不断探索和总结，从初级、简单逐步到高级、复杂，从经验逐渐深化，时至今日，随着现代科技的应用，形成了日趋丰富多彩的中药剂型种类，使得中药更好地适用于临床，发挥其更大的效用。

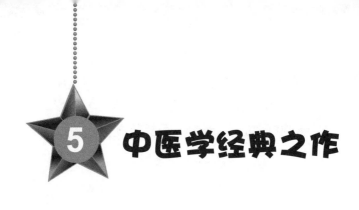

5 中医学经典之作

《黄帝内经》

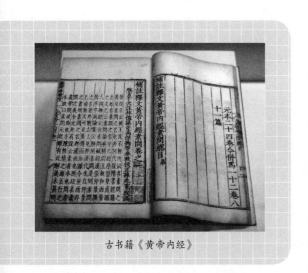

古书籍《黄帝内经》

　　说起中医典籍，大家最熟悉的莫过于《黄帝内经》，它不仅是中医学专业的必修书，也是其他领域了解中医、认识中医的一扇窗口。这究竟是一本什么样的书呢？《黄帝内经》简称《内经》，是中国医学发展史上影响最大的一本医学理论性专著，它总结了西汉以前的医学成就，汲取和融合了古代哲学与自然科学，介绍了人体的生命规律，防治疾病的原则与方法，奠定了中医学的理论基础。在它问世后的 2000 多年里，一直有效地指导中医学的发展。古今无数做出卓越成绩的医学家，无不是以《黄帝内经》为立说之根本。到了今天，《黄帝内经》依然是中医学的经典巨著。

1.《黄帝内经》的产生

　　《黄帝内经》以黄帝命名，并不是指这部书的作者是黄帝。黄帝是华夏民族的始祖，其文化对于华夏民族的发展有着重要的意义。所以人们为了追本溯源，常常把自己的著作托以黄帝之名，这是当时崇古之风的一种体现，也是当时颇为流行的一种时尚。学者们希冀借用黄帝之名，体现书中的学术思想是有根源的，以提高书的权威性。《黄帝内经》既不是一个时代的作品，也不是一人写成，而是在一段很长的时期，由许多医家写的论文的集体汇编。

《黄帝内经》成书于战国至秦汉时期，是中国古代哲学思想异常活跃的一个时期。出现了儒家、道家、墨家、阴阳家、法家等百家争鸣的局面，他们对宇宙的构成、天人关系、形神关系，以及人性论、认识论等都做了深入的探究。哲学思想的火花大碰撞，尤其是其中的元气论、阴阳学说、五行学说等，对于医学理论的体系化，产生了巨大影响。

古代中国是一个以农耕为主的国家。伴随着农业生产发展的需要，人们在长期的劳作实践中积累了丰富的物候学经验。如四季有春生夏长、秋收冬藏的自然规律，月亮存在盈虚的变化。这些规律也自然迁移到作为自然界的一部分——人的身上，如《黄帝内经》倡导的四季养生之法；月亮的盈缺变化与人体的虚实存在一定的相关性。

当然，战国至秦汉时期，也积累了丰富的医学实践经验。包括人体解剖学方面的知识，对疾病、药物的认识，也包括防病保健方面的认识。

《黄帝内经》就这样水到渠成，自然而然地创作而成。它是很多学识渊博的医学家共同的智慧结晶。

2.《黄帝内经》的主要内容

《黄帝内经》包括《素问》和《灵枢》两部分，每部分各9卷，每1卷有9篇，因此，各81篇，合计有18卷162篇。《黄帝内经》用一问一答的形式——黄帝与岐伯间的对话，介绍了传统中国医学对于养生、人体生理、病理、疾病发病学、诊断和治疗等方面的认识。其中除了包含医学知识，还涉及天文、历法、气象、地理、心理等多领域内容。所以《黄帝内经》既可以看作是一本医学专著，也可以看作是一本医学百科全书。

在这里，阴阳、五行、藏象、精气神、气血精液、经络等组成了描述人体的关键词。人体有心、肝、脾、肺、肾五脏储存精、气血、精液等营养物质，并与小肠、胆、胃、大肠、膀胱相配合。每个脏腑都与金、木、水、火、土五行相合，以及自然界的颜色、声音、季节等相对应，并与体表组织器官以及经络系统相联系。脏腑之间的生克制化遵循的五行的规律。疾病之间的病机通过阴阳理论来阐释，阴阳失调是导致疾病产生的根本原因，而疾病的变化遵循着阴阳之间相生相克、制约转化的规律。对于疾病预后的判断重视正邪之间的力量抗衡。

"正气存内，邪不可干""邪之所凑，其气必虚"，中医学认为人体正气强盛，则不容易生病，《黄帝内经》强调"不治已病治未病"，里面也记载了许多养生、防治疾病方面的原则和内容。

3.《黄帝内经》的价值及影响

首先，《黄帝内经》奠定了中医学的理论体系，为中医学的发展提供了理论依据和指导方法。在世界医学史上，美索不达米亚、古埃及、古波斯、印度、古希腊、古罗马等都有过自己的传统医学，并都曾盛极一时，创造过伟大的医学成就，然而经过漫长历史长河的洗礼，最终或沦为民间经验医学，或为现代医学所取代。我国的传统医学因为有着系统的医学理论体系指导，得以绵延2000多年，至今这套理论体系仍然指导着我们的临床实践。

其次，《黄帝内经》确立了"天地人三才"的医学模式。《黄帝内经》认为，人不是独立存在的，而是自然界的一部分，人与自然是一个不可分割的整体，共同遵循着相同的规律。所以，自然界的变化与人体的生理、病理有着千丝万缕的联系。人们健康的生活，需要遵循大自然的规律。如《素问·四气调神大论》指出："夫四时阴阳者，万物之根本也。所以圣人春夏养阳，秋冬养阴，以从其根，故与万物沉浮于生长之门。逆其根，则伐其本，坏其真矣。故阴阳四时者，万物之终始也，死生之本也，逆之则灾害生，从之则苛疾不起，是谓得道。"自然界有四季阴阳变化的规律，这是万物生长变化的根本，因此，人们在春夏季节要顺应自然界生长规律调养阳气，秋冬则调护阴气。如果违背了这个规律，就容易得病。

那么，作为医生，不仅需要关注人的疾病，更要关注生病的人。疾病是致病因素作用于人体以后，人体产生的一种反应。因此，不同的个体对于同一个致病因素的反应，可能相同，也可能不同。《黄帝内经》特别强调医生对于人的这种关注。要求一个医生应该"上知天文，下知地理，中知人事"。了解病人背后的环境、社会、经济、文化、民俗等因素，相当于现代医学提出的生理—心理—社会医学模式。

基于"天地人三才"的医学模式的《黄帝内经》，树立了多学科研究医学的典范。

第三，《黄帝内经》非常重视养生。如《素问·上古天真论》指出："上古之人，其知道者，法于阴阳，和于术数，食饮有节，起居有常，不妄作劳，故能形与神俱，而尽终其天年，度百岁乃去。今时之人不然也，以酒为浆，以妄为常，醉以入房，以欲竭其精，以耗散其真，不知持满，不时御神，务快其心，逆于生乐，起居无节，故半百而衰也。"又指出"夫上古圣人之教下也，皆谓之虚邪贼风，避之有时，恬惔虚无，真气从之，精神内守，病安从来？是以志闲而少欲，心安而不惧，形劳而不倦，气从以顺，各从其欲，皆得所愿。故美其食，任其服，乐其俗，高下不相慕，其民故曰朴。是以嗜欲不能劳其目，淫邪不能惑其心，愚智贤不肖，不惧于物，故合于道。所以能年皆度百岁而动作不衰者，以其德全不危也"，提出养生要顺应自然，动静结合。

第四，《黄帝内经》中记载了多种病症，对它们的发病原因、病理机制、临床表现、治疗方法都做了专题的讨论，许多观点在今天的临床都被奉为圭臬。

一部《黄帝内经》承载的中国古代医学的智慧，随着中医学不断走向世界，《黄帝内经》将对医学做出更大的贡献。

4. 最早的药物学著作《神农本草经》

本草，也就是我们常说的中药，是中国传统医学的重要组成部分之一。成书于东汉时期的《神农本草

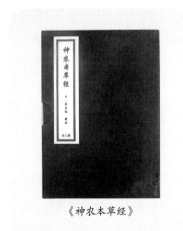

《神农本草经》

经》(也叫《本草经》《本经》),作为现存最早的一部本草专著,对秦汉及以前的药物学进行了一次系统的大总结,为后世中药学的形成奠定了基础。魏晋以后的历代本草著作多以本书为蓝本,在其基础上进行发展与创新。因此,后世尊《神农本草经》为中国传统医学四大经典著作之一。

5.《神农本草经》的产生

《神农本草经》的书名第一次出现,是在南朝梁阮孝绪的《七录》中。但书中未提及本书的作者与成书年代。因此,《神农本草经》的作者和完成的时间成了大家争论的话题。

《神农本草经》的作者,多数学者认为这本书应该是许多药学家的集体创作,托名神农氏所作,如北齐颜之推的《颜氏家训·书证》指出:"譬犹本草,神农所述。"为什么要说是神农氏所作,这与神农氏的地位以及"神农尝百草"的故事有关。神农氏,也就是人们常说的炎帝,中国上古时期南方姜姓部落的首领。因为发明了五谷农业,大家又称他为神农。相传炎帝看到部族的人们生病,十分心痛,希望找到能够治病的药物,遂尝百草,誓言要尝遍所有的草,最后因尝断肠草而逝世。人们为了纪念他的恩德和功绩,奉他为药王神,并建药王庙四时祭祀。传说川、鄂、陕交界传说是神农尝百草的地方,称为神农架山区。《淮南子》记载:神农氏"尝百草之滋味,水泉之甘苦,令民所避就。当此之时,一日而遇七十毒"。故而,《神农本草经》托名为神农氏所作,不仅寄托了人们对神农的怀念之情,也和秦汉时期的崇古之风有关,体现了这部著作的学有根源。

《神农本草经》的成书年代,有人说是战国时期,有人说是秦汉时期,有人说是汉朝。多数学者认为该书应该是在东汉时期才整理成书的,因为书中的养生、服石、炼丹与神仙不死之说,与东汉时期的社会风气十分相似。

《神农本草经》成书之后,在唐朝初期就不见了,好在它的内容被保存于后世的本草著作之中,所以我们现在可以看到的版本都是从后世的本草书中整理出来的。

6.《神农本草经》的主要内容

《神农本草经》中一共记载了 365 种药物，其中植物类药有 252 种，动物类药有 67 种，矿物类药有 46 种。这些药物根据当时人们对它们不同作用的认识，被分成了三大类，分别是上品、中品和下品。上品被认为是最安全的，以补益类为主，长时间服用不仅不会伤害人的健康，而且还能够帮助人们延年益寿，共有 120 种这样的药物。中品既有补益作用，又有攻治类作用。这样的药物也有 120 种。下品主要以祛除攻下为主，有的有毒，不可以长时间服用，有 125 种。

对于这 365 种药物，《神农本草经》详细介绍了它们的生长地域、采收时间、加工方法、贮藏方法、真伪辨识、质量优劣辨识、功效、主治病证、用药原则和服用方法。

《神农本草经》除了记载药物的具体功效外，还提出不同药物之间的搭配必须遵循一定的规律，不能随意使用。《神农本草经·序录》做了如下记载："药有阴阳配合，子母兄弟，根茎华实，草石骨肉。有单行者，有相须者，有相使者，有相畏者，有相恶者，有相反者，有相杀者，凡此七情，和合视之，当用相须相使良，勿用相恶相反者，若有毒宜制，可用相畏相杀者，不尔，勿合用也。"也就是说，有些药物一起使用，能够明显增强原来各自的药效；有些药物一起使用，会使原有药效降低，甚至会产生毒副作用；有些药物一起使用，可以减轻药物的毒性。这也是中药学里的药物七情和理论，能让我们临床使用药物更合理、更安全。今天，临床使用中药时，也依然在遵循这个规律。

7.《神农本草经》的价值及影响

《神农本草经》是中国现存最早的药学和植物学法典，里面记载的药物名称、产地、采收、贮藏、加工、真伪鉴别、质量鉴别、分类、功效、主治、禁忌、用法、药物配伍规律等内容，构建起了中药学的理论框架。因此，《神农本草经》的问世，标志着中药学理论体系的初步构建，对后世本草文献的发展影响巨大。我国第一部国家药典《新修本草》，即是在《神农本草经》的基础上，新增药物 114 种。

时至今日，《神农本草经》中记载的药物功效、主治及临床用药原则，仍然有限地指导着临床，对人们的医疗保健发挥着积极的作用。

张仲景与《伤寒杂病论》

张仲景，东汉末年的著名医家，医术高超，医德高尚，被后世尊称为"医圣"。东汉末年肆虐的瘟疫，张仲景在前人基础上，结合自己的临床经验，完成了《伤寒杂病论》的撰写。他撰写的这部不朽著作，成了临床辨治疾病的范例，也标志着中医临床辨治体系的确立，因此，被后人奉为中医经典著作之一，其理法方药一直被后世视为中医临证之圭臬。

1. 张仲景生平

张仲景（150—219），名机，字仲景。东汉荆州南阳郡涅阳（今河南省南阳市）人。张仲景是一位很有作为的医学大家，被后人尊称为"医圣"。但遗憾的是，《后汉书》《三国志》均无张仲景的传记。因此，关于他的生平事迹，只能从零星散见的书籍中找到线索。

据北宋林亿校正《伤寒论》作序引唐朝甘伯宗《名医录》云：张仲景"南阳人，名机，仲景乃其字也。举孝廉，官至长沙太守。始受术于同郡张伯祖。时人言，识用精微过其师"。我们可以知晓张仲景曾做过官，并官至长沙太守，所以张仲景有时也被后人称为张长沙。张仲景对于医学十分喜爱，正如他自己说的"余每览越人入虢之诊，望齐侯之色，未尝不慨然叹其才秀也"。他对扁鹊十分的敬仰。因此，拜同乡张伯祖为师，学习医学，通过自己的勤奋努力，正如在《伤寒杂病论》序中所言："勤求古训，博采众方"，张仲景的医术最后超越了老师。

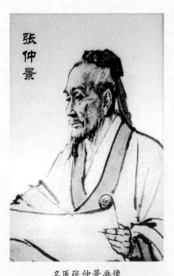
名医张仲景画像

张仲景医术高超，精益求精，在《太平御览·何颙别传》里有一个"总角造颙"的故事。何颙与张仲景是同乡，因"先识独觉，言无虚发"而闻名于外。所以少年时的张仲景慕名去拜访何颙，希望何颙指点以后的发展方向，何颙评价说："君用思精而韵不高，后将为良医。"即善于思考，深思熟虑，处事稳重，这样的性格将来一定能成为名医。后来张仲景果如其言，成为一代名医。《伤寒杂病论》序中有一段这样的论述："观今之医，不念思求经旨，以演其所知，各承家技，始终顺旧。省疾问病，务在口给，相对斯须，便处汤药，按寸不及尺，握手不及足，人迎、趺阳，三部不参，动数发息，不满五十，短期未知决诊，九候曾无仿佛，明堂阙庭，尽不见察，所谓窥管而已。夫欲视死别生，实为难矣！"指现在的医生，不想着研求医学经典著作，用来扩大加深他们所掌握的医学知识，只是各自秉承着家传的医技，沿袭旧法；察看疾病，询问病情时，对着病人诊视了一会儿，就处方开药；诊脉时只按寸脉，没有接触到尺脉，只按手部脉，却不按足部脉；人迎、趺阳、寸口三部脉象不互相参考；按照自己的呼吸诊察病人脉搏跳动的次数不到五十下就结束；病人垂危还不能确诊，九处诊脉部位的脉候竟然没有一点模糊的印象。鼻子、两眉之间及前额，全然不加诊察。这样想要辨识不治之症或判别出可治之证，实在是很难呀！虽然这是张仲景对于当时一些医生的批评，但从另一方面，也验证了何颙对他性格的评价。此外，张仲景在追名逐利的社会大环境中，能坚持信念，正直做人，就像《伤寒杂病论》序言写到的那样"怪当今居世之士，曾不留神医药，精究方术，上以疗君亲之疾，下以救贫贱之厄，中以保身长全，以养其生。但竞逐荣势，企踵权豪，孜孜汲汲，惟名利是务，崇饰其末，忽弃其本，华其外而悴其内"。仲景也非常的自信，正如他在序言中写到的那样"虽未能尽愈诸病，庶可以见病知源，若能寻余所集，思过半矣"。

张仲景医术高超，晋朝葛洪的《抱朴子》中有"仲景开胸纳赤饼"的记载，有人据此认为仲景也做过较大的外科手术。晋朝皇甫谧在《针灸甲乙经》自序中记载了一个仲景望诊断死生的故事。"汉有华佗、张仲景。其他奇方异治，施世者多，亦不能尽记其本末。……仲景见侍中王仲宣时年二十余，谓曰：君有病，四十当眉落，眉落半年而死，令服五石汤可免。仲宣嫌其言忤，受汤勿服。居三日，见仲宣谓曰：服汤否？仲宣曰：已服。仲景曰终如其言。"这是张仲景给王仲宣诊病的故事。东汉建安三年（198），张仲景在襄阳见到了来投靠刘表的王仲宣，时年二十岁，王仲宣是"建安七子"之一，少年成名，意气风发，张仲景一见到他就说："你看起来有病，可能在你四十岁时眉毛先脱落，眉落半年后会有性命之忧。我给你开一个方子叫'五石汤'，服了这个方子就可以免除你将来的疾病。"王仲宣嫌张仲景的话不好听，勉强接过汤药，但并没有服用。过了三天，二人又碰巧见面，张仲景问王仲宣："我给你的方子服用了吗？"王仲宣敷衍地说："已服。"张仲景说："我看你的气色不像是喝过了，你怎么能拿自己的命不当一回事？"王仲宣心里虽然不高兴，但嘴上不便说话。就这样过了20年，到了217年春，王仲宣的眉毛果然开始脱落，之后过了半年就去世了。

2.《伤寒杂病论》的产生与流传

《伤寒杂病论》成书于东汉末年（200—219）。连年的战火，自然灾害，疫病流行构成东汉末年的主旋律，以致民不聊生。曹植《说疫气》描述了当时的惨状"家家有位尸之痛，室室有号泣之哀，或阖门而殪，或覆族而丧"。张仲景家族也在疫病流行之际，未能幸免，正如他在这本书的序言里所说的那样"余宗族素多，向余二百，建安纪年以来，犹未十稔，其死亡者三分有二，伤寒十居其七"。不到10年的时间，家族三分之二的人

张仲景《伤寒杂病论》

死于疫病，其中七成因为伤寒病。民众的苦难，亲人离世的伤痛，激发了张仲景精研医术、攻克疾病的决心。虽然战火纷飞，社会动荡，但是刘表统治的荆州地区，也就是张仲景居住的地方，却相对稳定，这也给张仲景提供了一个良好的写书环境。张仲景通过广泛地阅读前人的医学典籍，采集各家之长，结合自己的临床观察、思考、总结，最终完成了这部旷世著作。

汉朝写书，并不像我们今天这样，可以借用电脑、纸张等工具。当时主要通过小刀，在竹简或木简上刻字，然后用绳子将一片一片的竹简或木简串联起来。时间长了，绳子容易腐烂。因此，那时候书的保存是比较费力的事情。东汉末年又是一个军阀割据、兵火战乱的动荡年代，故而《伤寒杂病论》成书后不久，就散佚不全了。后来经过西晋太叔令王叔和（据说是张仲景的学生）广泛收集，只看到伤寒部分，重新整理成册，共 10 卷，命名为《伤寒论》。《伤寒杂病论》的另一半，也就是我们现在所说的《金匮要略》，一度失传，直到北宋仁宗时期才得以重新被人们发现。一个叫王洙的翰林院学士在馆藏旧书中发现了一部《伤寒杂病论》的节略本——《金匮玉函要略方》，这部书有 3 卷，其中上卷讲伤寒病，中卷讲杂病，下卷记载方剂及妇科病。由于伤寒病部分已经有了整理好的单行本《伤寒论》，于是删去了上卷，只保留中、下卷，并将下卷的方剂部分分别列在各种证候之下，仍编为上、中、下 3 卷。题书名为《金匮要略方论》，简称为《金匮要略》。

王叔和整理好《伤寒论》后，东晋、南北朝时期，该书主要在民间流传，时隐时现。以致唐朝孙思邈在撰写《千金要方》时，亦未能看到书的全貌，发出了"江南诸师秘仲景方而不传"的感慨。到了晚年撰写《千金翼方》时，才有机会看到《伤寒论》全书的内容，并写进了卷九、卷十之中。北宋年间，由于皇帝十分重视医药，组织了大规模的医籍校正工作。高保衡、林亿等翰林院学士也因此而奉诏进行了《伤寒论》的校正工作，治平二年（1065）刊行了《伤寒论》。林亿校正的《伤寒论》原刻本，目前已经看不到了，现存的是由明朝书商赵开美重新翻刻的版本，也就是通常说的赵开美本，或者复刻本。

3.《伤寒杂病论》的主要内容

《伤寒杂病论》在流传过程中分成了《伤寒论》与《金匮要略》两部书。《伤寒论》主要讲述了伤寒病的辨治思路，包括伤寒病的鉴别诊断、治疗思路和方法、预后判断等。伤寒病并不是我们现在说的伤寒杆菌引起的急性肠道传染病。

《金匮要略》主要讲述的是杂病，涉及内科、妇科、外科的很多疾病。包括这些病的临床特点、诊断、病因分析、治疗与预后。形成了一个以病为纲、病征结合、辨证论治的杂病诊疗体系。对于我们今天的临床，常常能提供很多启发。治未病，治病求本。

4.《伤寒杂病论》的成就与影响

《伤寒杂病论》是我国医学发展史上影响巨大的著作之一，建立了我国传统医学临床诊治疾病的思维范式，它的成书标志着中医临床医学的诞生，成为历朝历代学习中医的必读之书。历代医家皆注重对《伤寒杂病论》的研读，并给予了高度的评价。该书的治病思想，以及保存下来的方剂至今仍在临床上发挥着重要的作用。《伤寒杂病论》中的方剂被后人称为"经方"，也是对它疗效的肯定。唐宋以后，特别是今天，《伤寒杂病论》成为海外国家了解中国医学的一张名片，日本、朝鲜、东南亚以及欧美等国家，都有学者研究仲景学说，尤其是里面的方药，被广泛应用于临床各科，发挥着重要的作用。

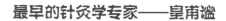

最早的针灸学专家——皇甫谧

皇甫谧（215—282），字士安，自号玄晏先生，是我国魏晋时期的著名学者、医学家。其一生著述丰富，涉及医学、史学、文学等方面。文史学方面，皇甫谧的著作中影响较大的有《玄晏春秋》《年历》《高士》《逸士》《帝王世纪》等。但最为后人所称道的，当属他医学上所取得的成就，尤其是其针灸学著作《针

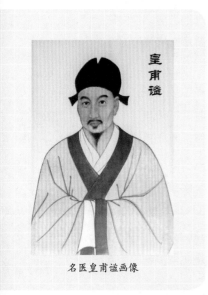

名医皇甫谧画像

灸甲乙经》。

1.放弃仕途，矢志从医

皇甫谧出身于东汉名门世族，六世祖皇甫棱为度辽将军，五世祖皇甫旗为扶风都尉，四世祖皇甫节为雁门太守。节之弟皇甫规是个文武全才，时为安羌名将，官至度辽将军、尚书，封寿成亭侯，为"凉州三明"之一。曾祖皇甫嵩因镇压黄巾起义有功，官拜征西将军、太尉。后来，皇甫氏族渐趋没落，但朝中仍不乏做官之人，皇甫谧的祖父皇甫叔献，当过霸陵令，父亲皇甫叔侯，仅举孝廉。至皇甫谧时，家境已渐至清贫，皇甫谧幼时也不好读书。直到二十岁以后，他才发愤读书，竟至废寝忘食，终于成为当时著名文人。他所读的书主要以经史为主，表现出非凡的文史才华。《晋书·皇甫谧传》中评价皇甫谧，"有高尚之志，以著述为务"。林亿在校《针灸甲乙经》的序言中称他"博综典籍百家之言，沉静寡欲"。

当时，晋武帝曾征召他入朝为官，他婉言辞绝，在他的《释劝论》中，表达了爱好医术、立志从医的愿望以及对古代医家扁鹊、仓公、华佗、张仲景的仰慕之情，深恨自己"生不逢乎若人"。由于皇甫谧身体素弱，加之长年劳累，又卷入当时社会的服食之风，在对晋武帝的上疏中写道："小人无良，致灾速祸，久婴笃疾，躯半不仁，右脚偏小，十有九载。又服寒食药，违错节度，辛苦荼毒，于今七年。隆冬裸袒食冰，当暑烦闷，加以咳逆，或若温虐，或类伤寒，浮气流肿，四肢酸重。"自此立志学医，晋武帝也爱惜其才华，并赐书给他，鼓励其学医之志。终于习览经方，遂臻其妙。皇甫谧出于自身的感受，即仅以"百日"的治疗，就把自己的风症及耳聋症治愈；又有感于《素问》《九卷》等经义深奥难懂，认为为人而不懂得医事，等于"游魂"，从而无法尽其"忠孝之心，仁慈之性"。对此，他不无感慨地说"若不精通医道，虽有忠孝之心，仁慈之性，君父危困，赤子深地，无以济之。此因圣人所以精思极论，尽其理也"。这就是他著述医书的动机。

2. 精研医术，著书立说

皇甫谧精研针灸技术。当时，他所能见到的有关针灸方面的著作仅有三部，《灵枢经》《素问》和《明堂孔穴针灸治要》，但是"三部同归，文多重复，错互非一"。为了著述能条理分明，便于读者寻检，他着实下了一番苦功，在原有的医学理论基础上，除了广泛阅读各种医书外，将《灵枢经》《素问》《明堂孔穴针灸治要》三部书中针灸方面的内容，加以系统地整理归纳，使其"事类相从，删其浮辞，除其重复，论其精要"。

皇甫谧素来体弱，后来罹患风痹之疾，但仍手不释卷，一边勤求古训，一边在自身病体上亲自实践。寻找穴位，练习针灸，积累经验，记录心得，天长日久，从自己身上摸索出一套卓有成效的针灸治疗方法。他的病体也大为好转。他在为自己治病的过程中，对于亲身感受、临床经验，都做了详细的记录，为著《针灸甲乙经》积累了丰富的材料。

在理论和实践丰富积累的基础上，皇甫谧最终编成《针灸甲乙经》。这部书是我国医学史上第一部针灸学专著，历代对之评价甚高，并成为历代研习针灸学的必读课本。后世学者评价皇甫氏"洞明医术"，认为他的这部著作为"医人之秘宝，后之学者，宜遵用之"。《四库全书·总目提要》盛赞皇甫氏这部著作"与《黄帝内经》并行，不可偏废"，可见其地位之崇高。

3. 针灸之祖《针灸甲乙经》

切合实用和教学传授针灸学术是皇甫谧在医学方面的指导思想，书中对取穴法、下针深浅、艾灸壮数及留针时间，都做了详细介绍。《针灸甲乙经》，共10卷，128篇。原书根据天干编次，内容主要论述医学之理论和针灸之方法技术，故命名为《针灸甲乙经》。内容包括脏腑、经络、腧穴、病机、诊断、治疗等。书中校正了当时的腧穴总数，记述了各部穴位的适应证和禁忌，并说明了各种操作方法，大多沿用至今，引为标准。该书对针灸穴位之名称、部位、取穴方法等，逐一进行了考订，并重新厘定孔穴之位置，同时增补了典籍未能收入的新穴，使全书定位孔穴达到 349 个，其中双穴 300 个，单穴 49 个，比《内经》增加 189 个穴位，即全身共有针灸穴位 649 个。同时，该书还对针灸用针之形状制作、针灸之禁忌、针灸经络、孔穴部位之考订、针灸的临床适应证、针灸操作方法，以及临床经验的总结等进行了系统的论述。在前人经验的基础上，提出适合针灸治疗的疾病和症状等共计 800 多种。例如，该书所分述的热病、头痛、痓、疟、黄疸、寒热病、脾胃病、癫、狂、霍乱、喉痹、耳目口齿病、妇人病等。基本上达到了条分缕析，内容较为丰富，使学习者易于掌握。

该书在针灸理论上，强调"上工治未病"，即要求一位高明的针灸医生要学会运用针灸来达到保健预防疾病之目的。他所指出的"中工刺未成"，则是强调仅能做到疾病早期治疗者，也只能算作一位比较好的针灸医生——中工，这表现了该书对预防疾病和提倡早期治疗的重视。然后，他以"下工刺已衰，下工刺方袭"，将不能做到预见和早期诊断治疗的针灸医生则一概称之为下工、下下工，视之为不合格的针灸医生。

《针灸甲乙经》是我国现存最早的一部理论联系实际，有重大价值的针灸学专著，被人们称作"中医针灸学之祖"，一向被列为学医必读的古典医书之一。唐朝医家王焘评它"是医人之秘宝，后之学者，宜遵用之"。此书问世后，唐朝医署就开始设立针灸科，并把它作为医生必修的教材。晋朝后的许多针灸学专著，大都是在参考此书的基础上加以发挥而写出来的，也都没有超出它的范围。此书传到国外后，受到各国，特别是日本和朝鲜的重视。七八世纪，日本、朝鲜在引进中国医学的同时，均在其医学教育中明确规定以《针灸甲乙经》为教材，还明确规定了学习日数。该书在 19 世纪末、20 世纪初在欧美产生影响，为欧美一些大图书馆所收藏。

直至现在，我国的针灸疗法，虽然在穴名上略有变动，但是在原则上均本着皇甫谧所著的《针灸甲乙经》。1600 多年来，它为针灸医生提供了临床治疗的具体指导和理论根据。

葛洪与古代中医急诊

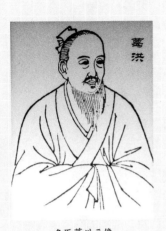

名医葛洪画像

葛洪（284—364），是我国东晋时期的道教学者、著名炼丹家、医药学家。其字稚川，自号抱朴子，晋丹阳郡句容（今江苏省句容县）人。葛洪是三国方士葛玄之侄孙，世称"小仙翁"。

葛洪原出身于官僚家庭，后家境衰落破败。据载葛洪性格内向，不善交游，只闭门读书，涉猎甚广。曾一度参军，他曾受封为关内侯，后来退出仕途，隐居罗浮山炼丹，专事炼丹、医药及著作。他所遗留的著作《抱朴子》，涉及炼丹、哲学。医学方面，最主要的成就则是他所撰写的中医急诊专著——《肘后备急方》。

1. 具有传奇色彩的"化学家"

葛洪涉猎很广，在古代的自然科学、社会科学各个领域里，几乎无所不及，从而成为一个博物学家、哲学家，尤其在炼丹化学、医学等方面，成就显著。

2. 超然而脱俗的"医学家"

葛洪对医学问题，并不是局限在一些简单的验方、单方治病方法中，作为一个具有极高哲学素养的医学家，他曾从哲学的角度、整体的角度来看待医学，在诸如人体、疾病、治疗、预防等方面，都有着自己独到的观点和论述。

就人体而论，他的"夫人在气中，气在人中，自天地至于万物，无不须气以先存者也"的观点，是唯物的，并体现了成熟的天人观和动态辩证思想。他继承汉朝以来思想家桓谭、王充等的观点，提出"形者，神之宅也，故譬之于堤，堤坏则水不留矣"的身心相系的观念。

他对于人体中脑的作用，已经有了较之前更进一步的认识，他说"破脑出血而不能言论，戴眼直视，咽中沸声，口急唾出，两手妄举"等证候，与颅骨骨折、内血肿或脑干损伤的症状颅体征极其相似，葛洪判断为"死候，不可疗"。而对于单纯颅骨骨折，无脑实质损伤，没有出现以上证候者，属颅脑损伤轻证，葛洪认为其预后良好，他指出"若脑出血而无诸候者可疗"。可见他对脑外伤的诊断及预后已有了较深刻的认识。他认为凡金疮、开放性骨折等，"慎不可当风卧湿"，否则，若中风则发痉，"口噤杀人"，还出现"觉颈项强，身中急束"等症。并提出了具体的治疗方法，以"竹沥三、二升，饮之，口已噤者，以物拗开内若可之，令下""多服生葛根自愈"。竹沥有化痰清心、定惊息风之功，生葛根更是发表解肌、生津止渴之要药，药合二用，对于破伤风所出现的惊厥、颈项强直、角弓反张等症，可以说是药证相应。

3. 葛洪的急诊学成就

葛洪注重结合外治之法，治疗急症。他发明以蜀椒和面粉作馄饨混合，灰中炮令熟，他"及热，开一小口，当疮上掩之，即引风出"。蜀椒具有杀虫作用，且实验证明其对多种杆菌有抑制作用，而葛洪此处用蜀椒目的是"引风出"表明葛洪对破伤风的真正病因——破伤风杆菌，已有了朦胧的认识，这一点是极为可贵的。此外，在外伤方面，他还提出了以热盐水持续冲洗创面，煎盐令热，"以匙抄沥取水，热泻疮上，冷更著"。对于危重症状，葛洪提出应保持安静及情绪平稳，大出血者，更要禁食酸咸、酒热等刺激食物，否则会引起出血不止或伤口感染。他认为：凡金疮去血，人若渴，"其慎勿咸食，若多次粥辈，则血溢出杀人，不可救也。勿多食酸咸，思行饮食酒热、羹辈，皆使疮肿痛发，甚者即死"。并主张用生地黄汁或大豆、赤小豆汁内服，以生津补血。对于瘀血攻心者，用酒冲服琥珀、蒲黄以祛瘀开窍。他还提出对危重伤应禁房事、慎起居，否则，金疮未愈，"以交接血漏惊出则杀人"。

葛洪在《肘后救卒方》中总结了"脱折折骨诸疮肿"的伤科治法，包括了骨折、脱位、感染。对开放性伤口的早期处理及止血方法也已积累了一定的经验。书中记载用石灰治疗开放创口，既能止血又能消炎，一直为后世所推崇。葛洪发明的颞颌关节手法复位法，以及夹板固定法等，在之后的1500多年，依然是中西医骨科常规治法之一。

葛洪在《肘后备急方》里面观察记录了一些特殊的疾病，包括结核、狂犬病、天花、恙虫病。除了对各种病的症状描述外，还收录有效的治法。葛洪描述了"尸注"，认为传染严重，染上这种病的人只觉得畏寒发热、浑身疲乏、精神恍惚、消瘦，可以致命，这是最早观察和记载结核病的记录。关于狂犬病，书中记载人被疯狗咬了，病人受刺激，听声音则抽搐痉挛，甚至听到水声也会抽风。葛洪记载取出疯狗大脑组织，敷在被咬者的伤口上，能起到预防发病作用。狂犬病能有效采取预防措施，可以称得上开免疫学之先河。欧洲的免疫学是从法国的巴斯德开始的，他用人工的方法使兔子得狂犬病，把病兔的脑髓取出来制成针剂，用来预防和治疗狂犬病，原理与葛洪的基本上相似，而比葛洪晚了1000多年。葛洪还是历史上第一个记录天花疾病的医学家。在他的书中描述有一年发生了一种奇怪的流行病，病人浑身起一个个的疱疮，起初是些小红点，不久就变成白色的脓疱，易破。疱疮一边长一边溃烂，高热，十个有九个治不好，就算侥幸治好了，皮肤上也会留下一个个的小瘢。小瘢初起发黑，之后才逐渐变得和皮肤颜色一样。西方的医学家认为最早记载天花的是阿拉伯的医生雷撒斯，但比葛洪晚500多年。关于恙虫病，葛洪也是第一个记载，他把恙虫病叫作"沙虱毒"。现已弄清楚，沙虱毒的病原体是一种比细菌还小的"立克次体"。有一种虫叫沙虱，螫人吸血的时候就把这种病原体注入人体内，使人发热。沙虱生长在南方，据调查，我国只有广东、福建一带有恙虫病流行，其他地方极为罕见。葛洪酷爱炼丹，在广东的罗浮山里住了很久。这一带的深山草地里就有沙虱。沙虱比小米粒还小，不仔细观察根本发现不了。葛洪不但发现了沙虱，还描述了它的形态并发现它是传染疾病的媒介。他的记载比美国医生帕姆在1878年的记载，还要早1500多年。

除了对创伤外科和急症、传染病提出的一些治疗原则和方法外，葛洪还提出了不少治疗疾病的简单药物和方剂，其中有些已被证实是特效药。如松节油治疗关节炎，铜青（碳酸铜）治疗皮肤病，雄黄、艾叶可以消毒，密陀僧可以防腐等。这些是他对前人医学经验和民间经验的总结所得，如雄黄中所含的砷，有较强的杀菌作用；艾叶中含有挥发性的芳香油，毒虫很怕它，所以我国民间在五月节前后烧燃艾叶驱虫。铜青能抑制细菌的生长繁殖，所以能治皮肤病。密陀僧有消毒杀菌作用，所以用来做防腐剂。

4. 炼丹家

古人渴望长生不老，仙丹是历史上人们尝试服药永生的重要方法之一。一度非常盛行，而且持续很久。在炼丹中，将矿物放在密闭的容器中高温煅烧，物质发生化学反应而产生新的物质，在这过程中人们发现了一些物质变化的规律，这是最早的化学实验。葛洪善于炼丹，并在炼丹中发现了一些化学药品。葛洪炼制出来的药物有密陀僧（氧化铅）、三仙丹（氧化汞）等，这些都是外用药物的原料。葛洪在炼制水银的过程中，发现了化学反应的可逆性，他指出丹砂（硫化汞）加热，可以炼出水银，而水银和硫磺化合，又能变成丹砂。他还指出，用四氧化三铅可以炼得铅，铅也能炼成四氧化三铅。在葛洪的著作中，还记载了雌黄（三硫化二砷）和雄黄（五硫化二砷）加热后升华，直接成为结晶的现象。后世学者评价，葛洪的成就具有"传奇色彩"，他关注的学科和思路与整个古代的历史趋势相比较起来，超前而新颖，"与当时整个时代的气息与众不同，在众多医家中令人眼前一亮"，可以称得上是早期的化学家。

作为一个医学家、炼丹家，葛洪早在1500多年前就发现了这些药物和治疗方法的效用，而把他们归纳总结，引入了医学，在外科和急症医学方面做出了很大贡献。可以说，葛洪和他的《肘后救卒方》所载录的中国古代医学成就，体现了中国传统医学对世界医学的贡献。

"山中宰相" ——陶弘景

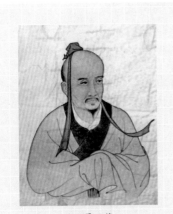
陶弘景画像

陶弘景（456—536），字通明，南朝梁时丹阳秣陵（今江苏省南京市）人，号华阳隐居。生活于南朝，历经宋、齐、梁三朝，是著名的医药家、炼丹家、文学家、博物学家，在医药、炼丹、天文历算、地理、兵学、铸剑、经学、文学艺术、道教仪典等方面都有深入的研究，作品有《本草经集注》《集金丹黄白方》《二牛图》《华阳陶隐居集》等。后世对其毁誉不一，但其对医药和养生学贡献巨大，影响深远。

1. 山中宰相

陶氏为世医出身，祖父及父亲皆"好武功，解药性"。陶弘景本人自幼聪慧，约十岁时即读葛洪的《神仙传》，并深受影响。青年时曾有在朝为官的经历，二十岁被引为诸王侍读，后拜左卫殿中将军。三十六岁梁代齐而立，或许由于政治追求等问题，他便隐居句曲山（茅山）华阳洞，并遍历诸有名大山，访求仙药。梁武帝在早年与陶弘景相识，称帝后便想让他出山为官，辅佐朝政。相传，梁武帝请其出山时，陶弘景作了一幅画，画中两头牛，一头牛自在吃草；而另一头牛带着金笼头，被人牵着鼻子走。梁武帝便知其意，不再勉强。陶弘景深受梁武帝的信任，虽然赠官不受，但梁武帝会向他咨询国家大事，他与梁武帝之间常有书信往来于朝廷与曲山之间。可以说，虽在世外，但又一定程度上影响了朝廷政策，所以世人称其为"山中宰相"。

2. 佛道兼通

史称陶弘景"幼有异操"，年四五岁乃好书，"恒以荻为笔，画灰中学书"。九岁开始读《礼记》《尚书》《周易》《春秋》《孝经》《毛诗》《论语》等儒家经典，颇以属文为意。十岁得葛洪的《神仙传》，"昼夜研寻，便有养生之志"。及长，"神仪明秀，朗眉疏眉""读书万余卷，一事不知，以为深耻"。十五岁作《寻山志》，倾慕隐逸生活。十七岁以才学闻名，与江斅、褚炫、刘俣合称"升明四友"。在南北朝，曾发生佛道相争。留下的文献史料，佛教有《弘明集》和《广弘明集》，道教有顾欢的《夷夏论》、张颐的《门论》、齐道士的《三破论》、王浮的《老子化胡经》等。在南梁时期，举国崇佛的大环境下，陶弘景作为道教茅山派的代表人物，迫于压力出走远游，最后以道教上清派宗师的身份，前往鄮县礼阿育王塔，自誓受戒，佛道兼修。永明十年（492）正式归隐茅山后，他便着手整理弘扬上清经法，撰写了大量重要的道教著作，并对天文历算、地理方物、医药养生、金丹冶炼诸方面也都有所著述，据统计，全部作品达七八十种。陶弘景对佛道两教则采取双修、融合的态度。《华阳陶隐居集》中有《答朝士访仙佛两法体相书》，认为佛道所探索的都是形神生死问题。陶弘景认为，"人之所贵者，盖贵于生。生者神之本，形者神之具""人所以生者神也，神之所托者形也。神形离别则死"（见《养性延命录》）。故陶弘景主形神双修，养性与练形并重——这也是其养生思想的基础。

在道教中，陶弘景属于丹鼎派人物，从小接受葛洪思想的熏陶，不仅深谙吐纳之术，也长期从事炼丹实验。道教一个修炼方法是外丹术，用炉鼎烧炼矿物类药物，企图炼制出令人长生不死之仙丹的一种实验活动，属早期道教中影响最大的，用以追求成仙的方法。较早的炼丹活动是企图得到黄金之类的性质稳定、不易朽坏之物，并希望通过服食之而达长生不朽之效。后来道教认为，"道"生万物有着特定的程序（如道生一，一生二，二生三），人们只要能够在丹炉中浓缩地再现这个过程，依"道"之造化规律来运用"火候"烧炼药物，令这些药物逆宇宙生成之程序而返回它们从"道"生来时的状态，然后服食之，便可令人长生不死，是即所谓"夺天地造化之功，盗四时生成之物"。道家在探索过程中发现了一些性质不稳而比较容易发生变化的物质（如水银和铅粉等），却不能真正认识这些物质在一定条件下所呈现的化学反应，而是以为一种物质在特定条件下变化为另一种物质，象征着它从宇宙生化程序的一个阶段返回了另一个阶段，并以为其经过多次"还炼"之后即可回复至"道"的状态，而人若服用了这种经过还炼的丹药（如九转还丹）之后，即可随之回复至"道"的境界，永存不灭。

梁武帝曾赠陶弘景黄金、朱砂、曾青、雄黄等原料，助其炼丹。他在炼丹过程中掌握了许多化学知识，例如汞可与某些金属形成汞剂，汞剂可以镀物。陶弘景指出水银"能消化金、银成泥，人以镀物是也"。胡粉（碱式碳酸铅）和黄丹（四氧化三铅）不是天然产物，而是由铅制得。他还指出胡粉是"化铅所作"；黄丹是"熬铅所做"。陶弘景对化学的贡献之一是记载了硝酸钾的火焰分析法："先时有人得一种物，其色理与朴硝大同小异，朏朏如握雪不冰。强烧之，紫青烟起，仍成灰，不停沸，如朴硝，云是真消石也"。所谓"紫青烟起"是钾盐所特有的性质。陶弘景的这一记载，是世界化学史上钾盐鉴定的最早记录，与现代钾的焰色反应现象相同。

3. 本草大家

陶弘景对于药物学的贡献最大。受到其学识背景的影响，加之本身具备丰富的丹药学知识，陶弘景在药物学上取得了非凡的成就，《本草经集注》也成为我国本草学发展史上的一块里程碑。就其药学成就来说，陶弘景堪称我国本草学发展史上贡献最大的早期人物之一。

在他生活的年代，本草著作有十余部之多，但无统一标准，特别古本草由于失效年代欠远，内容散乱，草石不分，虫兽无辨，临床运用颇为不便，他担负起"苞综诸经，研括烦省"的重任，将当时所有的本草著作分别整理成《神农本草经》及《名医别录》，并进而把两者合二为一，并增收魏晋间名医所用新药，加上个人在这方面的心得体会，著成《本草经集注》，共收药物 730 种。在书中，体现了他创立的一些具有独创性的发明，例如按药物治疗性质分类的"诸病通用药"分类法；在体例上，又开创了本草著作分总论、分论叙述的先河；首创沿用至今的药物自然属性分类方法，以玉石、草木、虫、兽、果、菜、米谷分类。其功绩相当于将我国的本草学发展成了一门博物学，后世亦有称陶弘景为博物学家，也是名副其实的。此书中还应用朱书、墨书的方法来区别《本经》和《别录》的原文的方法等，即后人所说的"本草赤字"。对本草学的发展有一定的影响（原书已佚，现在敦煌发现残本），其内容为历代本草书籍收载，得以流传。《本草经集注》在中国医药学发展史上写下了浓墨重彩的一笔，也成了我们学习、借鉴和研究的珍贵资料。

最早的病因证候学专著《诸病源候论》

《诸病源候论》是隋朝著名医家巢元方奉召于隋大业六年（610）编著的。巢元方曾任隋太医博士，后升为太医令。巢氏医术高明，精通医理，对于病因病源和疾病证候的研究尤为精深。宋朝传奇小说《开河记》有一段关于巢氏的记载。隋大业五年（609），主持开凿运河工程的开河都护麻叔谋在患风逆病，全身关节疼痛，起坐即头晕作呕，诸医诊治无效。隋炀帝令巢元方前往诊治。巢元方诊后认为是风入腠理，病在胸臆。须用嫩羊肥者，蒸熟掺药食下则愈。麻叔谋依方配药，蒸而食之，药未尽而病愈。巢元方又嘱其以杏酪五味，日食数枚而不复发。由是案可见巢氏医术之高超。

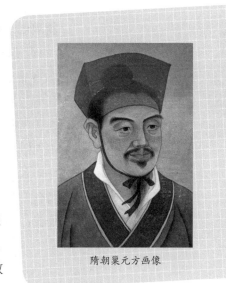

隋朝巢元方画像

《诸病源候论》，又名《巢氏诸病源候论》《诸 病源候总论》，简称《巢氏病源》。《诸病源候论》是我国医学史上第一部系统总结疾病病因、病理、证候的专著，并对隋以后的医学发展产生了巨大的影响，为历代医家所推崇。全书共 50 卷，分 67 门，证候计 1 739 条。内容包括内、外、妇、儿、五官、口齿、骨伤等科病证，列述诸病病源。

《诸病源候论》收集的病证之全前所未见，对各病之病因病理阐析以及证候的分类描述具有较高水平。书中以病为纲，每类疾病之下，分述各种病症概念、病因、病机和证候。1 ~ 27 卷系内科疾病；28～30卷以五官病证为主，兼述口齿；31～36卷为外科、伤科诸疾，兼论皮肤、肛肠疾病；37～44卷论述妇科、产科各证；45～50卷为小儿疾病。其论详于病因证候，涉及预防、摄生、导引、外治及若干手术手法，基本未载方药。在证候分类学方面，对隋以前病证详加记载，分门别类，使之系统化。其先分各科，根据各科特点再分若干类别，如妇产科分：妇人杂病、妊娠病、产病、难产病、产后病等；内科急性热病分为：伤寒病、时气病、热病、温病、疫病。这种分类方法较之前更加细致、明确，对临床治疗有指导作用。

1. 新观点，新见解

《诸病源候论》反映了当时医学发展的水平，从该书所载的关于病因的内容看，当时的医学对于疾病的认识已经达到了全面周到、分析透彻的程度。该书在病因学上发展了前人的理论，提出了很多新的观点和见解。书中指出，"乖戾之气"是传染性热病的致病因素，并指出预先服药可以预防疫病感染。书中记载了多种人体寄生虫病，详述其形态及感染途径，如寸白虫（牛肉绦虫）病的感染与吃不太熟的牛肉有关；提出"疥疮多生于手足指趾间,染渐生至于身体""其疮里有细虫甚难见，小儿多因乳养之人病疥，而染着小儿也"；炭疽病系传染所致；山区瘿病是饮用了"沙水"（缺碘）。在隋朝，人们对免疫的认识还非常有限，巢元方观察到同样接触到漆的人，有些立即面痒，继之胸、臂、腿及身各部均瘙痒肿起，凡以手搔之，红肿迅速蔓延；重者通身疮毒如豆或大如杏枣，脓肿热疼痛；再次接，依然发病如初，这类人便是"禀性畏漆"者；而另有许多人终日烧煮漆，却反不为之所害。巢氏认为这是在于人本性中对漆耐不耐之别的禀赋差，人无论男女老少，皆有耐漆、不耐漆者。"漆疮"的描述弥补了病因学在这一领域中的空白。这种对接触过敏性病变的认识，尤其是对个体差异的认识非常先进。关于生殖系统疾患，巢元方《诸病源候论》突出强调了男性不育症的病因在于精冷精稀导致不育、精不射出导致不育，指明无嗣并非女方单方患病所致，这一论述的意义远远不限于医学治疗领域。另外，关于妇女不孕，巢元方详细列述病因，有风冷入胞、月经不利、腹部肿瘤、子宫脱垂等，以便医家临证详审细分，对证治之。关于新生儿破伤风（脐疮）和小儿先天性癫痫，《诸病源候论》中都予以具有进步性的阐述。对于各种临床最为常见的内科杂病，巢元方也有更为详尽的论述。如对"真心病"病因的介绍，巢氏指出心之正经不可伤，伤之而痛为真心痛，朝发夕死，夕发朝死。更进一步区别发病之愈后不同的原因，巢氏强调根本原因在于伤正经者速死，伤支别络脉者乍间乍甚，故成疢不死——原因在于伤损动脉的大小主次之别。书中提出妇女怀孕期间可事轻微劳动，使"骨气强，胎养盛"，还提出刷牙可以保持牙齿健康。

《诸病源候论》中对不少疾病的症状作了详细描述。关于"水毒候"的症候"初得恶寒，头微痛，目眶痛，心内烦懊""洞利及齿间出血""热势猛者，则心腹烦乱，不食而狂语，或有下血物如烂肝"，这与现代医学所描述的血吸虫病的症状基本一致。

对于脚气病的描述："其状自膝至脚有不仁，或若痹，或淫淫如虫所缘，或脚指及膝胫洒洒尔，或脚屈不能行，或微肿，或醋冷，或疼痛，或缓纵不随，或挛急。"而后出现"见饮食而呕吐，恶闻其臭，或有物如指，发于腨肠，径上冲心，气上者，或举体转筋，或壮热头痛，或胸心冲悸……"这是对脚气病症状生动而形象的描述，也是医学史上对脚气病最早的详细记载。

2. 令人惊叹的外科成就

书中记载了大量有关外科手术、伤科治疗的内容，如肠吻合术、创面缝合术、血管结扎止血术等，充分反映了隋朝及其前期的中医外科、伤科医疗水平。书中提出了开放性创伤必须清除创面异物，"金伤筋骨候"中强调只有清除异物，才能促进创口愈合；如碎骨或其他异物未除，便令人脓血不绝，痛烦不安；若箭镞入内则必先拔出，而后敷药方可合伤愈。这与现代医学创伤外科的清创原则相一致。另外，《诸病源候论》还详细地论述了肠吻合术的实施步骤、术后注意事项等，令人惊叹！肠吻合术应用于"腹部创伤肠管断裂者，取断肠两端可见者，迅速以针缕如法，边续断肠，后取鸡血涂于缝口上，勿令气泄，推入腹内"。术后护理重点在于二十日内研米粥饮服，不可饱食，术后百日方可正常进食。虽然我们不可能了解到这种肠吻合术如何消毒，又如何抗感染等，以及它的成功率有多高，但光是这7世纪的外科手术记载，就已令人惊叹不已。更为惊人的是，《诸病源候论》还记载了大网膜部分切除术，已坏死的大网膜部分的血管结扎和大网膜部分切除术。采用生丝线将腹部外伤中受损的大网膜动脉结扎一夜，造成供血区域的扇形坏死，次日将其坏死部分一并切除；切除术后不可立即缝合腹腔，须将腹腔内血汁导出（引流）；缝合部有严格的纵横、阴阳、逆顺、缓急等层次区别，使腠理皮肤，复愈如常。这一记录证明了《诸病源候论》所介绍的外科腹部水平是7世纪人类外科医学的最高峰。

3. 证治之津梁

《诸病源候论》引录保存了我国古代许多珍贵医学资料，后世医家对此书甚为推崇。《备急千金要方》较多引述了此书内容，《外台秘要》《太平圣惠方》《幼幼新书》《普济方》等医学名著中有关病因病理分析，大多依据《诸病源候论》，或以此书为重要参考文献。《诸病源候论》对国外医学亦有一定影响，如日本丹波康赖的《医心方》也大量引用了此书内容。由于历史的局限性，书中也夹杂了一些荒诞不经之说，某些疾病分类也过于繁杂。然而《诸病源候论》是我国第一部病因证候学专著，《四库全书书目》称誉此书为"证治之津梁"，至今仍是中医学主要经典著作之一，学术价值很高，对祖国医学贡献很大。该书现存最早版本为元刻本，常见版本系1955年人民卫生出版社影印本。1980年南京中医学院编《诸病源候论校释》，由人民卫生出版社刊行。

该书总结了隋朝以前病源证候学之大成，对祖国医学的发展有突出贡献，对后世影响深远。其编者巢元方也因此名留青史，为后世所尊崇。

"药王" ——孙思邈

孙思邈（581—682）是唐朝著名医药学家，京兆华原（今陕西省耀州区）人。少时因病学医，后终成一代大师，并且他医德高尚，重视养生，济世活人，后世人尊称其为"药王"。孙氏也是一位地位很高的道教人物，在很多道教宫观里都有为其所设的"药王殿"。关于他的寿命一直有很多争议，相传活到一百四十一岁才仙逝，而他幼时又体弱多病，这也让他的养生思想备受世人瞩目。

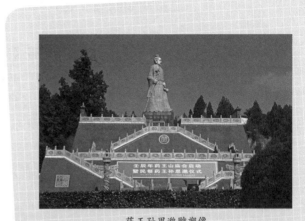

药王孙思邈雕塑像

1. 因病学医，终成"药王"

孙思邈出生于一个贫穷的农民家庭，幼年体弱多病，因服药多年而罄尽家产。但他自幼聪明过人，通百家之说，尚老庄学说，兼通佛典。十八岁立志学医，二十岁即为乡邻治病。

孙氏对古典医学有深刻的研究，同时又对民间验方十分重视，一生致力于医学临床研究，对内、外、妇、儿、五官、针灸各科都很精通。特别是论述医德思想、重视妇科、儿科等方面值得赞颂。由于当时社会动乱，孙思邈隐居陕西境内的秦岭太白山中，并渐渐获得了很高的声名。当时的朝廷下令征孙思邈为国子监博士，被他拒绝了。孙思邈在太白山研究道教经典，探索养生术，同时也博览众家医书，研究古人医疗方剂。他选择了"济世活人"作为他的终生事业，为了解中草药的特性，他走遍了深山老林。终身不仕，一生致力于药物研究，曾上峨眉山、终南山、下江州、太白山等地，边行医、边采药、边临床看病实践，广为搜集民间验方、秘方，总结临床经验及前朝医学理论，为医学和药物学做出重要贡献。同时，孙思邈医德高尚，著作等身，他是继张仲景之后中国第一个全面系统研究中医药的先驱者，为祖国的中医发展有不可磨灭之功，是当之无愧的思想家、医药学家。因此，后世尊其为"药王"。

2. 医学巨著《千金方》

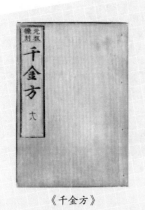

《千金方》

孙思邈的一生勤于著书，直至白首之年，未尝释卷。一生著书八十多种，其中以《备急千金要方》《千金翼方》影响最大，两部巨著60卷，载药方6 500首。《备急千金要方》和《千金翼方》合称为《千金方》，它是唐朝以前医药学成就的系统总结，对后世医学的发展影响很深远。

《备急千金要方》30卷，分232门，已接近现代临床医学的分类方法。孙氏发展了《黄帝内经》的脏腑学说，在《备急千金要方》中第一次完整地提出了以脏腑寒热虚实为中心的杂病分类辨治法；在整理和研究张仲景《伤寒论》后，将伤寒归为十二论，提出伤寒禁忌十五条，颇为后世伤寒学家所重视。他搜集了东汉至唐以前许多医论、医方以及用药、针灸等经验，兼及服饵、食疗、导引。以"人命重于千金"，故取"千金"为书名。是感于当时的方药本草部帙浩繁，仓促间求检不易，乃博采群经，删繁去复，并结合个人经验而撰成。卷一是医学总论及本草、制药等；卷二至卷四妇科病；卷五儿科病；卷六七窍病；卷七至卷十诸风、脚气、伤寒；卷十一至卷二十系按脏腑顺序排列的一些内科杂病；卷二十一消渴、淋闭等症；卷二十二疔肿痈疽；卷二十三痔漏；卷二十四解毒并杂治；卷二十五备急诸术；卷二十六、卷二十七食治并养性；卷二十八平脉；卷二十九、卷三十针灸孔穴主治。总计233门，合方论5 300首。书中所载医论、医方较系统地总结了自《黄帝内经》以后至唐初的医学成就，是一部科学价值较高的著作。

书中"大医精诚""大医习业"，详细阐述了医德内容；其妇科、儿科专卷的论述，奠定了宋朝妇科、儿科独立的基础；其治内科病提倡以脏腑寒热虚实为纲，与现代医学按系统分类有相似之处；其中将飞尸鬼疰（类似肺结核病）归入肺脏证治,提出霍乱因饮食而起,以及对附骨疽（骨关节结核）好发部位的描述,消渴（糖尿病）与痈疽关系的记载,均显示了相当高的认识水平；针灸孔穴主治的论述,为针灸治疗提供了准绳,阿是穴的选用、"同身寸"的提倡,对针灸取穴的准确性颇有帮助。书中还记录了导尿术,用葱管插入尿道导尿。《千金要方》素为后世医学家所重视,还流传至国外,产生了深远的影响。

《千金翼方》共30卷,是孙思邈晚年的作品,是对《千金要方》的全面补充。全书分189门,合方、论、法2 900余首,记载药物八百多种,尤以治疗伤寒、中风、杂病和疮痈最见疗效。卷一至卷四论药物,引录《唐本草》的大部分内容；卷五、卷六系妇人疾病；卷九、卷十论述伤寒；卷十一为小儿病；卷十二至十五阐述养生长寿,集中体现了古代延年益寿学说同防病、治病相结合之特色；卷十六至卷二十五论述中风、杂十二症病症名。

《备急千金要方》及《千金翼方》在中国医学史上的影响极大,起到了上承汉魏、下接宋元的历史作用,这两部著作皆被誉为我国古代的医学百科全书。

3. 医德高尚，大医精诚

孙思邈医德高尚,他认为医生须以解除病人痛苦为唯一职责,并身体力行,一心赴救,不慕名利,用毕生精力实践了自己的医德思想,是我国医德思想的创始人,被西方称之为"医学论之父",与希波克拉底齐名的世界三大医德名人之一。

相传,华原县城东街的张先生患小便不利,听医生说是喝水少,因此就大量饮水,结果腹部憋胀,最后竟至小便点滴不出。孙思邈仔细观察病情,认定患的是"癃闭",由尿道不通所致。该如何治疗呢?他想,能不能从尿道插进一根管子,尿肯定会排出来。可狭窄的尿道,该用哪种管子呢?孙思邈急得从院子里踱到门外,忽然看见有个小孩吹着葱叶玩,他顿时有了主意,挑出一根细长的小葱切去葱尖，顺着尿道插进，并像小孩一样用劲吹，果然患者的尿液从葱叶中流了出来，腹部憋胀马上得到缓解，病情随之痊愈。病人直起身来，连连向他道谢："救命之恩，终生难忘"。于是"葱叶导尿"被记载在他的书中。由这个案例也能看出孙思邈为病人殚精竭虑、一心赴救的大医情怀，这种胸怀也是他取得众多医学成就的基础。

在《大医精诚》中孙思邈写道："凡大医治病，必当安神定志，无欲无求，先发大慈恻隐之心，誓愿普救含灵之苦。若有疾厄来求救者，不得问其贵贱贫富，长幼妍媸，怨亲善友，华夷愚智，普同一等，皆如至亲之想。亦不得瞻前顾后，自虑吉凶，护惜身命。见彼苦恼，若己有之，深心凄怆。勿避险巇、昼夜寒暑、饥渴疲劳，一心赴救，无作工夫形迹之心。如此可为苍生大医，反此则是含灵巨贼。"这里具体地写到了医生救人的慈悲仁心，对待病人要一视同仁，无论贵贱贫富，地位高低；要全心全意，一心救护。"自古名贤治病，多用生命以济危急，虽曰贱畜贵人，至于爱命，人畜一也，损彼益己，物情同患，况于人乎。夫杀生求生，去生更远。吾今此方，所以不用生命为药者，良由此也。"这里具体地写到了不用动物药，尊重生命，众生平等的仁爱之心。"夫大医之体，欲得澄神内视，望之俨然。宽裕汪汪，不皎不昧。省病诊疾，至意深心。详察形候，纤毫勿失。处判针药，无得参差。虽曰病宜速救，要须临事不惑。唯当审谛覃思，不得于性命之上，率尔自逞俊快，邀射名誉，甚不仁矣。又到病家，纵绮罗满目，勿左右顾眄；丝竹凑耳，无得似有所娱；珍羞迭荐，食如无味；醽醁兼陈，看有若无。所以尔者，夫一人向隅，满堂不乐，而况病人苦楚，不离斯须，而医者安然欢娱，傲然自得，兹乃人神之所共耻，至人之所不为，斯盖医之本意也。"要尊重同道，贬低别人，抬高自己，稍有成就，不能有自诩之色。"夫为医之法，不得多语调笑，谈谑喧哗，道说是非，议论人物，炫耀声名，訾毁诸医。自矜己德。偶然治瘥一病，则昂头戴面，而有自许之貌，谓天下无双，此医人之膏肓也。"上述语言，已充分体现了孙思邈高尚的医德情操。

儿科专著——《小儿药证直诀》

自古中医儿科便有"哑科"之称，因小儿正值牙牙学语之际，不便交流，而且小儿在诊查时经常哭闹，给诊断增加了难度。中医儿科自南北朝以来逐渐发展，至宋朝，儿科大家钱乙撰写的《小儿药证直诀》确立了中医儿科的特色诊疗体系。

1. 幼科冠绝一代的钱仲阳

钱乙（1032—1113），字仲阳，祖籍浙江钱塘，后北迁至郓州（今山东省东平县）。据《钱仲阳传》记载：钱乙三岁丧母，父亲钱颢擅长针灸，而且嗜酒喜游，后来隐匿姓名东游海上后便不知所终。成了孤儿的钱乙被姑母收为养子，后随姑父吕氏学医。成年后，钱乙决意外出寻父，他历经寒暑，往返数千里，经过多年寻找，终于将父亲接回家乡。家乡的人们都为此赞叹不已，写了诗赋来歌颂他，此后钱乙便以孝闻名于天下。钱乙自幼年随姑父行医，四十岁时已颇有名气。虽然钱乙以儿科声名鹊起，但他实际上精通各科，且治学严谨，博览群书，尤其擅长辨识本草，每当有人拿来异域草药前来询问，钱乙总能说出草药的出处和功效。

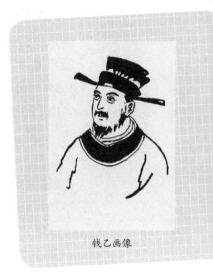

钱乙画像

宋神宗元丰年间，钱乙在汴梁（开封）行医，因医术精湛，他在京城小有名气。经人举荐，钱乙为长公主的女儿诊病，他力排众议，断言孩子发热是因为要出麻疹，第二天，孩子果然出了麻疹，并在钱乙的调理下康复。为此，长公主上书奏请皇上，授予他"翰林医学"的称号。后来，皇子仪国公突发急病，呕吐不止，接着又出现了手足抽搐的症状，诸医束手无策，宋神宗十分紧张。长公主便推荐钱乙进宫诊治。钱乙仔细地检查了患儿后，开出了一剂名为"黄土汤"的方子。皇子服药后很快抽搐便止住了，宋神宗大喜，晋升钱乙为太医丞。此后，钱乙名满天下，上至皇亲贵戚，下到士人百姓之家的患儿，都希望邀请他诊病。钱乙晚年因患周痹告归故里。后《四库全书》盛赞："钱乙幼科冠绝一代"。

2. 钱乙与《小儿药证直诀》

钱乙一生写过《伤寒论指微》5卷、《婴孺论》百篇等著作，但均已亡佚。所幸的是，阎孝忠根据钱乙的著作整理编著出《小儿药证直诀》一书，使钱乙的学术得以流传后世。

阎季忠，又被称作孝忠，六岁时患"惊疳癖瘕"，蒙钱乙治愈，对钱氏颇为尊崇，珍藏家传钱乙方十余首。大观初年（1107），季忠初为官时，于亲友间得钱乙关于病症的论述十条；后六年又获钱氏晚年杂方若干首；至京师后又见到钱乙著作传本。但历次所得杂乱无章，各有得失，因而相互参校，重新编次，删其重复，正其说谬，改其但语，编成《小儿药证直诀》一书，于宣和元年（1119）刊行。

本书原刻本已佚，现存版本主要有：照宋重刻本、四库馆纂修本、薛己加注本。照宋重刻本主要有：清康熙间起秀堂影宋刻本、清光绪十八年（1892）重校刊本、清周学海编的《周氏医学丛书》本、1955—1957年人民卫生出版社影印本。四库馆纂修本主要有：殿刻本（武英殿聚珍版丛书）、清乾隆四十五年（1780）三原李氏校刻的《惜阴轩丛书》本《丛书集成》本。薛己加注本主要有：《薛氏医案》本、明嘉靖间刻本、大成书局石印本。另外，还有1983年江苏科学技术出版社的点注本（《中医古籍小丛书》）。

《小儿药证直诀》分上、中、下3卷。上卷记脉证治法，包括"小儿脉法""变蒸""五脏所主""五脏病"等81篇，论述小儿生理病理特点及各种常见疾病的辨证治疗。对疮诊、惊风、诸疳等儿科重要病证辨察尤为详尽，如把疮疹区分为水疱、脓疱、斑、疹、变黑这5种，分属于肝、肺、心、脾、肾五脏，其中前四种分别指水痘、天花、斑疹、麻疹，早在12世纪即能对其进行鉴别，实属可贵。另如指出急慢惊风"阴阳异证"、诸疳皆为脾胃病等，均有独到见解。本书卷中记"尝所治病二十三证"，是钱乙治疗验案的汇集。下卷为"诸方"，列钱乙所制方剂110余首，既有化裁精当的古方，也有独创巧妙的新方,其中治疗小儿心热的"导赤散"、治疗肾虚的"地黄丸"等,都是佳效名方,至今仍为临床医生所常用。本书基本上反映了钱乙的学术思想,总结了他的儿科临床经验,是一部理论结合实际、突出脏腑辩证思想的儿科专著,对宋以后儿科的发展具有重要影响。

3. 钱乙的儿科学术思想

在《小儿药证直诀》中,钱乙提出小儿体质不同于成人,有其特殊性,即"五脏六腑,成而未全,全而未壮"。也就是说,小儿就像初生的小树,虽然已经具备基本的枝叶,但还非常脆弱,容易被外邪所伤。而且小儿脏腑柔弱,病情变化快,容易出现"易虚易实,易寒易热"的情况,因此,在治疗的时候应该平补平泻,既不能用太热的药,也不能用太寒的药。尤其是小儿本身脾胃容易虚弱,若喂养不当、饮食不节、用药过度,或吐泻均会伤及脾胃。脾胃虚弱是小儿疾病的重要病机之一,如吐泻、伤食、腹胀、疳、慢惊、虫症、虚羸、黄疸等儿科常见病均可由脾胃损伤引起。此外,钱乙在临证中从五脏虚实入手认识病因病机,把惊、风、困、喘、虚等儿科常见病与五脏密切联系起来,确立了儿科五脏辨证治疗体系。

钱乙业儿科数十年,对疮疹、惊风、诸府等儿科重证都深有研究。钱乙认为,小儿脏腑"成而未全""全而未壮",不耐寒热,易于虚实,所以治疗力主柔润,反对痛击、大下和蛮补。钱乙突出的学术特点是善用五行生克理论,解释生理现象,归纳病证,指导治疗。他以水一、火二、木三、金四、土五之序,说明小儿生后先肾、次心、次肝、次肺、次脾与胃的发育过程。他根据五脏的五行属性和生理特点,归纳出心主惊、肝主风、脾主困、肺主喘、肾主虚,即所谓"五脏所主",并把热、搐、痫等证以五脏分类。他用五行相生相胜解释疾病传变,判断病情轻重,如肺病见肝虚证,为肝不胜肺,病重难治;他分别为五脏确立了补泻主方,其中泻心热的"导赤散"、泻肺热的"泻白散"、补肾虚的"地黄丸"等,都是确有实效的方剂。他指出,证属脏虚或脏实者,当以"补母而泻本脏"为原则,如肝病胜肺,为肝强肺弱,则"补脾肺治肝,益脾者,母令子实故也。补脾,益黄散;治肝,泻青丸主之"。总之,钱乙以《黄帝内经》《难经》的五行理论为指导,创立了完整的五脏辨证论治体系,对后世医家具有重要影响。钱乙博学多识,虽以儿科最为知名,但治病各科皆通,遣方不泥古,用药灵活善变而自有法度,著有《伤寒论指微》5卷、《婴孩论》百篇,惜已散佚,他的临症经验由门人阎孝忠辑成《小儿药证直诀》3卷传世,成为指导中医儿科理论和实践的重要专著。

4. 儿科六味地黄丸

一直以来,六味地黄丸都是人们最推崇的补肾佳品。它是中医治疗肾阴不足的代表方,得到了历代医家和大众的认可。钱乙创制的这个方子到底有什么奥妙之处呢?为什么六味地黄丸是由儿科医生创制的呢?

最早的儿科专著《颅囟经》中提出小儿属"纯阳之体",钱乙进一步丰富其理论,认为小儿"真阴未足""阳常有余"。也就是说小儿的体质类似于成年男子,阳气充足,而属阴的部分常常欠缺。因此,小儿在发病过程中出现的气血失衡、阴阳偏颇等情况,多表现为阴津不足、阳气偏 亢、柔不制刚的特点,对不良刺激的反应易从热化,表现为热证、实证为主。而且小儿肾阴尚未充足,阴不济阳,更易引发火热证。他创制的六味地黄丸,由熟地黄、山药、山茱萸、茯苓、泽泻、丹皮等六味药组成,乃张仲景《金匮要略》所载之金匮肾气丸(干地黄、山茱萸、薯蓣、泽泻、丹皮、茯苓、桂枝、附子)去桂枝、附子而成。后人因其方由六味药物组成,又在名字上加入"六味"两个字,变温补肾气之剂为滋补肾阴之方,主治小儿肾虚诸证。后世医家在用此方治疗肾虚所引起的各种病症时取得了极好的效果,故而此方又被后世医家推崇为治疗肾虚的代表方。

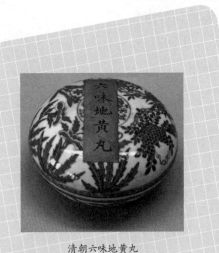

清朝六味地黄丸

李时珍与《本草纲目》

　　中国古代最伟大的本草著作是出现在明朝的《本草纲目》，由李时珍撰成于1578年。万历二十一年（1596），由金陵（南京）胡成龙刻成出版，世称金陵本。作者李时珍（约1518—1593），蕲州（今湖北省蕲春县）人，字东璧，号濒湖，出生于世医家庭。祖父是一位走乡串户的"铃医"，没有留下名字。父亲李言闻，号月池，在蕲州当地颇有医名，著有《人参传》《蕲艾传》《四诊发明》《痘疹诊治》等书。李时珍自幼习儒，十四岁中秀才，但此后三次应试均失败，于是放弃科举，致力于医药。由于医术高明，被楚王府聘为奉祠，掌良医所事，后辞官回家。从嘉靖壬子（1552）到万历戊寅（1578），李时珍费时26年，稿凡三易，撰成《本草纲目》52卷。

　　李时珍出版《本草纲目》的过程并非一帆风顺。1578年定稿后，李时珍就先在离蕲州比较近的黄州、武昌府寻求出版商，但由于此书卷帙浩繁，而且商业收益不高，迟迟没有出版商愿意出资刊印。明万历七年（1579)，李时珍只得远赴南京。当时南京是全国最大的刻印中心，世德堂、富春堂、文林阁、继惠斋等官办、民营的出版机构林立街头，具有相当高的印刷水平。《本草纲目》的专业性强，因此读者群体有限，这注定了其出版的困难。初次到江苏，李时珍没能找到愿意刊印《本草纲目》的出版商。

　　万历八年，李时珍远赴太仓，见到当时文坛巨子王世贞，乞求为其作序，希望以此能增加该书被出版的机会，但未成功。之后，李时珍留在南京开始悬壶行医，同时利用一切机会寻找书商刻印《本草纲目》。其行医名声在南京慢慢传开，同时《本草纲目》的内容也以传抄的形式在民间慢慢流传。

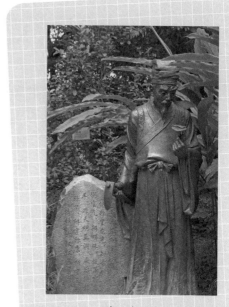

李时珍铜像

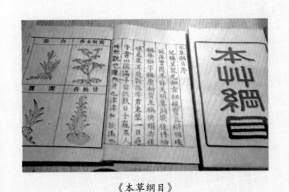

《本草纲目》

万历十八年二月，李时珍再次来到太仓向王世贞求序，王世珍对其给出了"真北斗以南一人"的评价，并称赞此书"如入金谷之园，种色夺目；如登龙君之宫，宝藏悉陈；如对冰壶玉鉴，毛发可指数也。……博而不繁，详而有要，综核究竟，直窥渊海。兹岂仅以医书觏哉？实性理之精微，格物之通典。帝王之秘，臣民之重宝"。后南京出版社胡承龙决定出版《本草纲目》一书，

自万历十八至万历二十一年（1590—1593），历经4年此书才刊刻完成。未能等到《本草纲目》面世，李时珍已经去世。万历二十四年（1596），《本草纲目》终于在南京出版，此版本世称金陵版或胡承龙版。据金陵版题名，药图为其子李建中辑，李建元、李建木绘。全书共52卷，载药1892种，其中植物药1094种。矿物、动物及其他药798种，有374种为李氏所新增。附图1109幅，方剂11096首，其中有8000多首方剂为李氏收集或拟定。

《本草纲目》的主体资料来源是北宋唐慎微编著的《证类本草》，除引述《证类》之外，李时珍还补充了大量的药物新资料，使该书成为资料最丰富的古本草。李时珍在撰写该书时，"渔猎群书，搜罗百氏，凡子史经传，声韵农圃，医卜星相，乐府诸家，稍有得处，辄著数言"，其资料来源号称"书考八百余家"。除此以外，李时珍还通过亲自采访和历验，获得了许多药物新知。该书共收载药物1892种，其中1479种为将《证类》中的药物删繁去复之后所得。李时珍编撰该书的宗旨，是搜罗药物"不厌详悉"。他认为现在不常用的药物，也可能在以后的日子里时兴起来。由于该书的内容极为广泛，故后世认为《本草纲日》实际上已成为古代的博物学专著。

李时珍《本草纲目》的另一重要特征是确立了"纲目"分类体系。在分析前人本草的得失之后，李时珍制定了"不分三品，惟逐

各部；物以类聚，目随纲举"的构架总则。所谓"物以类聚"，即按各药物的自然属性分部类，而不取《本经》的上、中、下三品分类法。全书的药物分类以 16 部为纲，60 类为目。这 16 部是：水、火、土、金石、草、谷、菜、果、木、服器、虫、鳞、介、禽、兽、人。各部之下又根据实际情况分成若干类，如木部分成香木、乔木、灌木、寓木、苞木、杂木；虫部分成卵生、化生、湿生等。各部的排列原则是"从微至巨""从贱至贵"，以人为万物之灵，放在最后，从而体现了进化发展思想。通过划分部类，振纲张目，建立了在当时堪称先进的药物分类体系。这一分类法在其以后产生了巨大的影响。

"纲目"体系的另一个体现是确定以物种作为设置药物条目单元的原则，借以统一过去混乱的计药方法。如粱米，过去是青粱米、黄粱米、赤粱米各作一味药物，而李时珍则统一用"粱"作为总纲，其下将各种粱米作为目。用这种方法，李时珍归并了《证类本草》中的许多药物。还有一个体现"纲目"体例的地方就是在每一单味药下，以药名作为纲，把不同的内容作为目（所谓"标名为纲，列事为目"），即一种药物设如下标题来归纲其内容：释名、集解、辨疑、正误、修治、气味、主治、发明、附方。通过这些项目依次介绍药物的别名及名称含义、产地形态采收、加工炮制、性味功能主治、方剂以及对某些记载的辨析和阐明某些新观点。此后的许多本草沿袭了李时珍的药物解说法。

《本草纲目》除了上述资料丰富、构架体例严密的特点之外，在药物学、医学以及其他自然科学方面都有许多杰出的贡献。在药物学方面，李时珍最大的贡献是"剪繁去复，绳谬补遗，析族区类，振纲分目"，即通过文献考证和实际考察两大途径，对药物的运用和鉴别"深加体审"。中国传统药物由于种种历史原因，存在严重的名实混淆，影响临床用药的安全和有效。李时珍深入实际，亲自调查，解决了很多药物的品种混乱问题。李时珍本人是一位临床医生，因此，他在书中经常阐发临床用药经验，并进而推导药物生效的机理。李时珍个人的用药经验和他所附入《本草纲目》的验方，经后世医家的实践证明，具有很高的实用价值。李时珍通过论药，经常表达他的某些医学见解。他对一些疾病的认识已达到了相当精确的程度，如一氧化碳中毒、寄生虫病患者的癖嗜等。对某些医学上有争议的问题，如脾、三焦、命门、脑等，李时珍也都表达了他个人独特的见解。他认为脾就是胰脏，又提出了肾间命门说，认为命门和三焦是一体一用的关系。李时珍指出的"脑为元神之府"，表明中医对脑与思维关系的认识有了新的进展。

在自然科学方面，李时珍通过药物的形态、生态环境以及各种相关的描述，记录了大量的博物学知识。例如在《本草纲目》中，可以发现许多生物界极有意义的现象，其中包括环境对生物的影响、遗传与相关变异现象等。矿物、动物、植物、天文、地理、物候、化学等方面的研究者，都能从《本草纲目》中发现某些很有价值的记载。据考证，英国生物学家达尔文在进行人工选择原理的研究中，就引用了该书有关金鱼家化、乌骨鸡变异等记载。达尔文称此书为"古代中国的百科全书"。中国科学家竺可桢等所撰的《物候学》中，高度评价了《本草纲目》中的物候学的知识。英国著名科技史家李约瑟在进行《中国科学技术史》研究的过程中，充分地利用了《本草纲目》中的有关资料，并称赞该书为"中国博物学中的无冕之王"。

李时珍的《本草纲目》对此后的本草学产生了极为深远的影响。涌现出一批以《本草纲目》提供的资料为主，选药精当的实用型本草学著作，有药有图有方，切于临床应用，如《本草选》《本草汇言》等；出现了一些扩充型和拾遗型的著作，如《本草纲目拾遗》《植物名实图考》等。该书在其问世的 40 余年中，共翻印了 70 多次。1606 年该书传入日本后，对日本的药物、植物学产生了很大的影响。近代日本组织专家，将该书全部翻译成日文。西方各国对该书也很重视，现知已有英、法、俄等语种的节译本。而李时珍本人除了《本草纲目》外，在中医诊断学方面也有突出的贡献，尤其是在诊脉上，著有代表作《濒湖脉学》和《奇经八脉考》。

6 太医署、药典、熟药所、校正医书局与针灸铜人

最早的国家医学院太医署

1. 太医署的由来

古代的医学教育主要是师徒传授，包括父子、私淑，汉朝采取选举制，从民间选取良医为统治者服务，没有专门的医学教育机构。太医署是我国古代医疗和医学教育的机构，南北朝时期始有建制，隋唐时期臻于完备。我国早在西晋时期就设有医政管理兼医疗的机构——医署。北魏沿袭西晋医署不改，而刘宋稍易其名为太医署，因此，太医署之名从南北朝刘宋始有。两晋南北朝时期的太署（包括医署）是全国最高的医政管理及医疗保健机构。医署在西晋时隶属宗正，东晋及南朝各代，太医署隶属门下省，相沿200多年。北齐时改革医政，创立了太常寺管理太医署、门下省管理尚药局的分管体制。特别是南朝时宋武帝刘裕对教育比较重视，认为"古之建国，教学为先"，要求"弘振国学"，以后宋文帝刘义继承皇位后，也非常关心教育，当时的太医令秦承祖在443年向皇帝建议，要求建立官办的医学校，于是第一个由国家建立的医学校产生了，其规模不大，持续时间不长，但却开创了官办学校的先例，可以认为秦承祖是中国最早提出创办医学教育和从事医学教学实践的人。

2. 隋朝的太医署

隋朝结束南北混战的局面，开始注意医学教育的兴办，更设置"太医署"以传授医学生，作为全国最高的医学教育。巢元方就是隋

大业年间太医署博士。据《隋书》记载太医署有主药2人，医师200人，药园师2人，医博士2人，助教2人，按摩博士2人，咒禁博士2人。当时太医署的良师、医正、医工不仅要负责教育与训练医生，而且必须参加医疗工作。在专业设置方面，当时已有医和药的分工，药园师和主药主要负责药物的收采种植，炮制贮存，以备应用。医学方面，可以看出由三类专业分工组成：医科，主要是疾病的防治；按摩科，主要由按摩博士和按摩师教授导引方法，当时折跌损伤的手法整复治疗也属于此类；祝禁（咒禁）科，咒禁博士主要教授学生利用宗教的仪式和符咒等，再加上一些民间的疗法，以被除邪魅鬼祟，解除疾病。隋朝的"太医署"已具备一定规模，但作为正规学校来说尚欠完善，所以只能算是医学校的初级阶段，隋朝存在的时间虽然很短，但为唐朝的医学教育奠定了基础。

3. 唐朝的太医署

唐朝在建国后承袭隋制，于624年在长安建立"太医署"并在规模上大大超过前朝，成为我国医学史上影响最大的国家举办的医学校。唐朝太医署有两个职能：医学教育与医药行政。医药行政人员340～380人，可见规模之大，组织之严密。

在教学机构方面，唐朝太医署正式分为医学及药学两部分，使学生分科学习。考试及录用医生的方法，完全遵照国子学的制度实行。在管理人员设置方面，太医署由太常寺管辖，下设太医令（从七品下）、太医承（从八品下）各2人，主管全署工作。还有医监（从八品下）4人，医正（从九品下）8人，管理医学教学业务（医正还亲自诊治疾病，并指导学生临床实习）。又设府2人，史4人，掌固4人，管理药学教育的业务。药学教育管理人员品位较低，其官品在文献中均未见记载。在医药教学人员设置方面，医药教学人员都是从对医学典籍有造诣并且临床经验丰富者中选择。由于唐太医署医学教育分为四科，即医科、针科、按摩科、咒禁科，故各科均有不同的教学人员。各科均设博士统管本科教学，医科、针科设助教辅导教学。另外，医科还设"典学"，掌管抄录课业。四科均设医师、医工，负责指导医疗实习工作。

药学教育由药园师传授知识并指导学生栽培药物。

4. 医学分科情况

医科：师生人数最多，是科当中的一门大科。"医师二十人，医工百人，医生四十人，典药二人"，另外还有医博士和医助教，加在一起共有164人。医科的学生在进入学校之后，首先要学习各科基本课程，由博士、助教来给他们上课。教材有《素问》《脉经》《针灸甲乙经》等，为的就是使学生能够从基础理论学起，首先要学习中医的基本理论，打下良好的基础之后才能继续学习其他各科。史书记载："医博士掌以医术教授诸生习《本草》《甲乙》《脉经》，分而为业，一曰体疗，二曰疮肿，三曰少小，四曰耳目口齿，五曰角法。诸生既读诸经乃分业教习，率二十人以十一人学体疗，三人学疮肿，三人学少小，二人学耳目口齿，一人学角法；体疗者七年成，少小及疮肿五年，耳目口齿之疾并角法二年成。"其中体疗属于内科，体疗修业年限最长，为7年。学生数量最多，占太医署医学生总数的一半。宋以后，改称大方脉，此种称谓一直沿袭至清末。疮肿即外科，疮疖溃疡之疾，"头不枇沐，体生疮肿"。耳目口齿为五官科，宋朝起，耳目口齿科逐渐划为若干独立的小科。角法是一种外治法，这是一种以杯罐作工具，借热力排去其中的空气产生负压，使吸着于皮肤，造成瘀血现象的一种疗法。古代医家在治疗疮疡脓肿时用它来吸血排脓，后来又扩大应用于肺痨、风湿等内科疾病。

针科：共有师生52人，"针博士一人，从八品上；助教一人，针师十人，并从九品下；掌教针生以经脉、孔穴，教如医生""针工二十人，针生二十人"。针科虽然重点是学习针灸，但是也要同医科其他学生一样，首先要学习中医的基本理论，有了基础以后再学习针灸的各种手法。

按摩科：在隋唐时期取得了很大发展，成为"太医署"中四大科之一，同时设按摩博士，专门负责按摩教学和培训按摩生，按摩医师通过在太医署受教学习，再经过临床实习才有资格独立从事诊疗活动。按摩疗法既可以强身健体，还能够进行接骨。正因为这些功能，才推动了按摩的盛行。

咒禁科：咒禁包括道教和佛教的五禁。如若要进行咒禁治疗，患病者首先必须禁食腥荤，之后才可以接受咒禁术。咒禁科中设有咒禁师 2 人，咒禁工 8 人，咒禁生 10 人。可见，咒禁科的人数占太医署整体人数的比例最小。

5. 药学教育

唐太医署的药学教育中由府 2 人、史 4 人、掌固 4 人掌管药物及文书，另有主药 8 人、药童 24 人，管理药学方面的具体业务。还有药园师 2 人，并招收 16～18 岁的青年 8 人为药园生，这样共有人员 52 人。太医署在京师设置三顷药园，作为药学教育的基地。药园生在药园师的指导下学习药物的产地、形状、种类、栽培、采集、贮存和配伍禁忌等知识，学成后可充任药园师一职。药园除了培养药园师外，还负责为朝廷栽种药材以备应用，收获后入右藏药库由掌固管理。

唐朝太医署有关学生入学顺序规定：第一，具有医学世袭职务、药师称号的人员；第二，三代以上以医学为业的世袭之家；第三，采录庶人 13～16 岁中的聪慧者，一般挑选五品以上官员的子弟。此外，对于八品以上官员子弟中资质特别出众者，也可破例采录。

6. 考试制度

唐朝太医署不仅有明确分科，还有严格的考试制度。学生入学时"考试登用如国子监"，入学后每月、季、年都会进行考试，根据考试成绩好坏，有明确赏罚，"若业术过于现任官者，即听替补；其在学九年无成者，退从本色"。这样做，目的在于衡量学生的质量，从而发现人才，及时对其进行提拔或是淘汰。这种考试不局限于学生，太医署中的医师、医生、医工也要进行考试，而且在行医过程中对病人的治疗效果、治愈病人的人数、病人的满意度等都将作为考核依据。

唐朝太医署，对后世医学教育产生了深远影响。后世的医学教育完全按照唐朝太医署模式而建。太医署为我国古代医药学及医学教育的发展和水平的提高奠定了良好的基础，同时也为以后各朝代的医学教育发展积累了丰富的经验。872 年意大利成立了萨勒诺医学校，是欧洲最早的医学校，而中国太医署较之早了 200 多年。

最早国家颁行的药典——《新修本草》

1. 作者及成书概况

唐显庆二年（657），据《唐会要》记载："显庆二年……苏敬上言，陶弘景所撰本草，事多舛谬，请将删补"。苏敬的建议得到了朝廷的支持，唐政府组织了包括医药学家和儒臣在内的 23 人重修本草。依靠国家的行政力量，组织充分的人力、物力，进行全国性的药物调查，这是前所未有的。其中，李勣是当朝一品重臣，领衔并征集了朝廷全部医疗机构的最高级医官等人员，他只是名义上领导这项工作，而实际主持编撰的是苏敬。

苏敬（599—674），湖北人，宋朝时隐避宋太祖赵匡胤祖父赵敬之讳，在有关文献中改名"苏恭"。苏敬的职官，以孔序记载最详，为"朝议郎行右监门府长史骑都尉"。考"朝议郎"为正六品上阶，属文散官；"骑都尉"为从五品上阶，属武勋官；唯"行右监门府长史"是其职事官阶。苏敬虽是武职，但深解医药，《外台秘要》屡屡引述苏敬或苏长史云云。正因为苏敬知医，故能"摭陶氏之乖违，辨俗用之纰紊"，表请修订本草。

新修本草的工作以《本草经集注》为蓝本，同时，在全国范围内利用 13 个道、133 个州开展药物普查，利用药物调查资料，绘制药物图谱。历时两年，于显庆四年（659）八月完成编撰任务。《新修本草》由朝廷颁布天下。具有国家规模和水平的《新修本草》成为我国第一部官修本草，这是世界上第一部国家药典。它比欧洲的《纽伦堡药典》（1535）早 876 年，比俄国第一部国家药典（于1798 年颁行）早 1000 多年，对世界药学的发展做出了巨大的贡献。

2. 内容及价值

《新修本草》（又称《唐本草》）原指三部分文献而言，即《本草》

《药图》《图经》三部分，这部原著总卷数达到 55 卷，包括正经（正文及注释）20 卷，药图 25 卷，图经（药图的说明）7 卷，三部分加上目录组成。最初成书时只为三部分共编 1 卷目录，全书卷统计 53 卷，以后又出现只为正经与药图各编 1 卷目录的传本，如此，全书就有 54 卷；再后来，又有为全书三部分各编 1 卷目录的传本，使全书总卷数达到 55 卷。《本草》部分是讲药物的性味、产地、采集，功用和主治等内容，《药图》是描绘药物的形态，《图经》是《药图》的说明文。原本在宋开宝年间，渐次亡佚，唐慎微等也未能见到全书的原有样貌。《图经》和《药图》两部分已无法考见。仅有《本草》这一部分，宋朝以后虽也不再流传，如今只有正经 20 卷尚有部分残卷本，但其内容绝大部分保留在后世本草中，至今仍为人们所重视。查近人著录的五种传本中，以法国巴黎图书馆所藏敦煌残卷较为可靠，此卷犹存朱墨杂书的古态。考其文，起于桔梗的注语，迄于白薇的正文，乃为原书第十卷的残卷。由于后世本草著作和方剂书籍的转引，内容基本上被保留，现有各种辑佚本刊行。现在所说的《新修本草》实际就单纯指《本草》这一部分内容而言。

按原书序文记载：正经收药 850 种（经目前统计为 851 种），计《神农本草经》药品 361 种，《名医别录》药品 181 种，有名未用药 193 种，新附品即《新修本草》所增者 115 种。在药物分类方面，沿用陶弘景的方法，按药物自然来源分为玉石、草、木、禽兽、虫鱼、果、菜、米谷、有名未用这 9 类，除有名未用类外，其他各类又分上、中、下三品。该书图文并茂，绘制考究，以实物标本描绘图形，彩色图谱与正文相对照，卷帙浩繁，格式清晰，一目了然。基本保持《集注》的内容和体例，沿用朱墨分书法，《神农本草经》文用朱字，《名医别录》文用墨字，药物正文出于新增者，即在末了标注"新附"二字。陶弘景注文不加任何记号，修订时新增的则在小字注文开头冠以"谨案"二字，这对了解古代药物资料的源流具有重要意义。每个药的正文用大号字体作单行行书，主要记述各药的性、味、良毒，主治及用法、别名、产地等；正文之下是每个药的注文用小号字体，作双行书写，引录《本草经集注》中陶弘景原注文或者是《新修本草》新增的注文，

《新修本草》的注文涉及对《本草经集注》陶弘景见解的反驳和药物的形态、鉴别、产地、炮制、功效、别名等。

《新修本草》的成书标志着我国药物学的进步，本书编修不是个人创作，而是集体劳动的结果，较为系统地总结了唐以前的本草学成就。它承袭了历代本草书的优点，对本经文字，悉留其原貌，不臆加窜改，并广泛采纳群众意见，汇集众多医家的见解，对各种认识进行分析研究，改变了辗转抄录的陋习，本书颁行后对国内外医药学的发展起到积极的推动作用，是中药发展史上一次成功的总结。唐政府要求各州均要收藏，并列为医学生的必修科目。《新修本草》在编写过程中，遵从实事求是的原则，新增100多种药品，大多很有价值，其中蓖麻子、蒲公英等都是具有特效的药物，并且还收载了一些已经为民间所广泛应用的外来药物,如密陀僧、麒麟竭（血竭）、硇砂、山楂、人中白、郁金、苏木、阿魏、刘寄奴、安息香、龙脑香、诃黎勒、胡椒、薄荷、紫贝等。在食品方面如鲫鱼、砂糖、云苔（油菜）等，也都是该书最早收载。

此外，该书还介绍了白银、银箔、水银调配成填充剂，用于补牙。该书有较多的基源考证出现了图文鉴定的方法。在炮制方面，收载了除煨、煅、炒、蒸、煮等很多方法外，还有作糵、作曲、作豉、作大豆黄卷、芒硝提净等方法。该书对于玉石、玉屑、丹砂、云母、石钟乳、矾石、硝石等矿物药的炮制方法均有记载，并明确提出辅料用酒，"唯米酒入药"。这些都丰富了我国药物学的内容。对内容有误者，重加修订，具有较高的学术价值，从正式颁布天下之后，就作为临床用药的法律和学术依据，流传400余年，代表了中古时期中医药发展的里程碑。

3. 版本及流传情况

《新修本草》本草部分的后世辑本有四种。其完整的辑本有两种：一是尚志钧辑本《唐·新修本草》，此辑本于1962年辑成，由芜湖医学专修学校出版油印本，名《补辑新修本草》。1979年尚志钧对内容重新修订，采用简化字，横排点标，1981年由安徽科技出版社出版，更名《唐·新修本草》（辑复本）。广为流行，称之最佳辑本；二是日本冈西为人的《重辑新修本草》，附有"关于复原《新修本草》之考察，重辑《新修本草》札记"等长篇论文，冯作民译，为冈西氏朱墨手稿影印，朱书部分之右旁另加直线，以示区别。1978年由日本学术图书刊行会套色影印精装。并增补了附录的考察部分内容及索引。另外两种：一是日本小岛宝素辑本20卷，已亡佚。仅傅氏刊本中尚保存小岛氏所辑卷三；二是清末李梦莹补辑本，有其子李浩于1922年的校补本，存放在中国中医研究院图书馆。

熟药所——最早的国家中成药药店

中国民间的药材买卖始于先秦时期，到了北宋，中国历史上第一家由政府出资建立的官营药局开张，它就是"熟药所"。自此以后，政府的官药局体系一直发展到明朝万历年间逐渐消亡，大约经历了四个朝代500余年，这是中国药业史上的重大事件。

1. 熟药所的建立

宋神宗赵顼执政后，王安石开始推行新法。为了调控物价，打击投机倒把，同时使政府在商业竞争中获利，王安石在城市中推行"市易法"——由政府直接收售物资，参与交易，平抑市场物价的一种政策措施。北宋熙宁五年，根据"市易法"规定，政府在京城和其他重要城市设置专门机构"市易务"。根据市易法的精神，1076年，京城开封创立了第一所官方卖药所，即"熟药所"，专门出售成药和中药饮片，成为官办药局之始。由市易务熟药所经营的药材贸易既促进了药物市场的管理，稳定了当时的药价，又在一定程度上减轻了平民百姓购药治疗的负担。

熟药所又称卖药所，隶属于太医局，实行全国医药官营。从药材的收购榆验、储藏管理到成药的制作，都由专职人员严格把关。因此，无论是丸药、散剂、膏剂，还是丹剂，药品质量都非常好。由于中成药服用方便、宜于保存、疗效又好，立即受到医家和病人的广泛欢迎，熟药所誉满京城、闻名于时。

熟药所成立后，在内部制定了一系列规章制度，药物的制造和出售，由专人监督。北宋政府在太府寺设一官员，专门监察熟药所的工作。生药的购买由户部负责，以确保收购生药的质量。由于熟药所制造成药的配方都是经太医局试用有效的方剂，再加上官方垄断，因此熟药所的经济效益日益提高，其规模也日益扩大。宋徽宗崇宁二年（1103），卖药和制药分离，卖药机构称为"卖药所"，制药机构称为"修合药所"，当时京城已有卖药所五处，修合药所两处。同时，北宋政府还采纳吏部尚书何执中的意见，在全国各地都建立熟药所，作为中央与地方医药中转机构。

官营药局自开业起便经营红火。为防止一些假药和伪劣药品冒充政府官药出售，惠民局与和剂局各自有"药局印记"和"和剂局记"四个字的大印。每一种药，官府都会加盖官印，并制定详细的管理条例加以制约，皇帝也曾下诏，若有人制造假药，伪造处方和官印，要依"伪造条例"法办。这样便产生了相应的医药管理制度，加强了对药物的管理。药局所用成药处方必须经过专业审定后才被选用。专门设立"收买药材所"和"辨验药材官"鉴定收购药材的真伪优劣，禁止用不合格生药制造成药。而且要经常检查药品质量，陈满过时药物必须及时废弃烧毁。药品出局需由专门官员负责检查，销售又各有官员监督。

熟药所除日常卖药、向地方批发和交换药品外，在疾病流行时，还向民间免费提供药品。北宋政府每年冬夏都以皇帝名义给大臣和边关守将颁赐预防疾病的腊药和暑药，这些药品都由熟药所提供。绍兴六年（1136），在太医局设东、南、西、北4个熟药所，保证昼夜轮流值班售药，如遇夜间有急症患者购药不得或不当，值班者当"从杖一百科罪"。同时，官府派兵丁对药局巡防保护，和剂局派10人，惠民局各派4人。惠民局实行单双日轮流启闭制，启则卖药，闭则清算前日卖得的药钱。药钱每五日一次交收买药材所和杂买务，供采购药材和其他物品之用。

2. 熟药所的发展

熟药所的创建，规范了药物的收购、制作、管理、营销，保证了药物的质量，方便了百姓的看病治疗，同时也为政府赢得了丰厚的利润。《宋会要辑稿》记载："太医局熟药所熙宁九年六月开局，至十年六月收息钱二万五千余缗，其息计倍。"也就是说，官营药局经营一年就获得了与投入资金相等的利润收入。开封熟药所试点成功后，官营药局地位也有了很大提升。吏部尚书何执中向朝廷上奏："卖药所其惠甚大，当推行天下，凡有市集，务置处之。"他的建议得到了皇帝的批准，官营药局在全国陆续推广，至北宋末年，"都邑惠民局多增五局，货药济四方，其盛举也！岁校出入，得息钱四十万缗"，达到了鼎盛时期。

北宋政权灭亡后，高宗南渡后不久即恢复了熟药所。据《玉海》载："绍兴六年（1136）正月四日置药局四所，其一曰和剂局。"《建炎以来系年要录》亦载此时"初置行在和剂局，给卖熟药"。以后行在熟药所又改名太平惠民局。南宋也在各地设立惠民局，绍兴二十一年（1151）二月，高宗诏"诸州各置惠民局。初，军器监丞齐旦面对，乞令诸州县合药散民。上（指宋高宗）恐不能遍及，故命户部举旧法行之仍命毋多取利"。同年闰四月又诏，"诸路常平司行下会府州军将熟药所并改作太平惠民局"。当时惠民局遍及南宋各地，据《癸辛杂识》载有"内外凡七十局"。

元朝继承和发展了宋朝的药局制度。据《元史·食货志》载："元立惠民药店，官给钞本，月营子钱，以备药物，仍择良医主之、以疗贫民。"所谓"官给钞本，月营子钱"是说政府提供资金，出贷取息，作为药局运营的费用。另外，根据至元三年（1266）忽必烈"救太医院领诸路医户、惠民药局"之诏，所有的"惠民药局"都受太医院"垂直领导"，其负责人亦称"提点""司令"或"提领"，分别为从五品、从六品的官员，具体负责"掌收官钱，经营出息，市药修剂"等事宜。可见，那些惠民药局实际上算是"企业化管理"的官方机构。

3. 熟药所的影响

宋朝官药局的出现，是我国药物史上的一个创举，它不仅是我国最早由政府设立的中成药制药和出售机构，而且研制成多种剂型，如丸、散、膏、丹、酒剂之类，为中成药的发展做出了重大贡献。为研制新的成药，除设有专人进行研制外，还派遣专人收集单验方，当时制作熟药的效验医方，经过太医局统一整理编修，汇总成了《太平惠民和剂局方》，简称《和剂局方》。大观年间，由医官陈师文、裴宗元等人校正，增加到 297 个方子，收录了民间常用的有效中药方剂，详细记述了其主治、配伍及具体制作方法。其中有许多名方，如至宝丹、牛黄清心丸、苏合香丸、紫雪丹、四物汤、逍遥散等迄今仍在使用，是一部流传广泛、影响深远的临床方书，受到普遍欢迎，成为当时医生身边不可缺少的一本处方手册，以及药师、药工配方制药的依据，被历代奉为中医学习入门书籍，其影响深入人心。《和剂局方》既有积极的一面，也有消极的一面，元朝著名医学家朱震亨对此有相当中肯的评价，他在《局方发挥》中写道："《和剂局方》之为书也，可以据证检方，即方用药，不必求医，寻赎见成之丸散，病痛即可安痊，仁民之意可谓至矣""自宋迄今官府，守之以为法，医门传之以为业，病者恃之以立命，世人习之以成俗"，但是，"今乃集前人已效之方，应今人无限之病，何异刻舟求剑，按图索骥，冀其偶然中，难矣！"各人的具体情况不同，怎能千篇一律地搬用《和剂局方》的成药？而且《和剂局方》没有对病源的议论，仅读到一些证候和用药，特别是其屡用燥热药，这也是其欠缺之处。

同时，宋朝官药局也有其弊端，尤其是南宋以后，由于政府的腐败，药局逐渐成为贪官污吏的场所，负责监督的监官监守自盗，假药比比皆是。"惠民局""和剂局"在百姓的口中成了"惠官局""和吏局"，这个国家药局的制度最终被废止了。

最早的医药出版机构——校正医书局

宋王朝对医学事业较历代为重视，政府多次组织官员学者集体编纂医书，更建立专门机构"校正医书局"进行校勘、刊行，医书得以广泛流传。此机构始设于北宋嘉祐二年（1057）。该年八月仁宗诏令编修院置校正医书局，命直集贤院、崇文院检讨掌禹锡等人并为校正医书官，韩琦担任提举。所校医书有《素问》《甲乙经》《本草图经》《脉经》《伤寒论》《千金要方》《千金翼方》《金匮要略方论》《外台秘要》《金匮要略经》等。校正医书局的工作于熙宁二年（1069）基本结束，但刊刻工作大约在绍圣三年（1096）才正式结束。校正医书局的成立是我国医政史上的一个创举，它集中人力物力对古典医籍进行较为系统的校正和刊刻印行，对医学知识的传播做出了巨大贡献。

1 政府编纂、校正、颁行的医书

政府组织编纂的医药学著作：在药物学书籍方面，开宝六年（973）诏刘翰等人，将《新修本草》等进行修订，纂成《开宝新详定本草》20卷。次年（974）又命李昉等重为详定，纂成《开宝重定本草》21卷，简称《开宝本草》，广颁天下。嘉祐二年（1057）掌禹锡、林亿、张洞、苏颂等人奉诏重新校正《开宝本草》，历时三年编成《嘉祐补注神农草》21卷，简称《嘉祐本草》。与此同时，又命全国各地进呈所产药材标本及实物图形，由苏颂于嘉祐六年（1061），编成《图经本草》21卷。约11世纪末，唐慎微编成《经史证类备急本草》著称于世。其后经艾晟略作修订，改名为《大观经史证类备急本草》（1108），简称《大观本草》。

政和六年（1116），曹孝忠等奉命对《大观本草》再加校订，名为《政和新修经史证类备用本草》，简称《政和本草》。

南宋绍兴二十七年（1157），王继先等奉诏再次校订《大观本草》与《政和本草》，编成《绍兴校定经史证类备急本草》22卷，简称《绍兴本草》，刻版颁行。以上五部官修本草是在朝廷主持下及时补充总结药物学的新发展并吸收民间个人著作的重要成就，反映了宋朝本草学的繁荣和进步。

政府组织医官集体编纂方书：在方书和方剂学著作方面，影响

88

较大者有以下四种。

《神效普救方》1 000卷，目录10卷，由贾黄中奉诏组织李宗纳、刘锡、吴淑、吕文仲、杜镐、舒雅等人，历时六年于雍熙三年（986）纂成，惜已亡佚。

《太平圣惠方》100卷，目录1卷，由王怀隐等奉诏，历时14年，于淳化三年（992）编成。

《太平惠民和剂局方》，先由陈师文、裴宗元、陈承等奉命于大观间（1107—1110）纂成《和剂局方》5卷，其后时有增补，南宋绍兴二十四年（1151）改名为《太平惠民和剂局方》共10卷，另附《用药指南》2卷颁行。

《圣济总录》200卷，徽宗政和间（1111—1117）集全国著名医家历时7年编成。

此外，还有《庆历善救方》1卷，《简要济众方》等。

政府组织医官铸铜人、编纂针灸图经：王惟一奉诏编撰《铜人腧穴针灸图经》3卷，天圣四年（1026）颁行诸州。与此同时，铸成针灸铜人两具，以为教学示范。又刻《图经》石碑，以广流传。宋以后针灸学的经脉腧穴都以该图经为根据，影响深远。

2. 校正医书局与医书校刊

宋以前医籍多依靠辗转手抄而流传，以致讹误、衍脱很多。宋朝开国不久即诏令征集收购医书，进行整理、修订。嘉祐二年（1057）仁宗采纳了枢密使韩琦的建议，设置校正医书局于编集院，集中了一批著名医家，对历代重要医籍进行校正工作，并命直集贤院掌禹锡、林亿校理、张洞校勘、苏颂等为校正，后又增命孙奇、高保衡、孙兆为校正。这是我国出版史上首次由政府设立的医书校正专门机构。校正医书局设立后，搜求佚书，征集众本，进行严肃认真的校正，"正其讹谬，补其遗佚，文之重复者削之，事之不伦者缉之"（见高保衡等《新校备急千金要方序》），几乎一言去取必有稽考。每完一书则作序陈述校正崖略并予以评价。随即奉请皇帝亲览，然后交由国子监刻版刊行。经过校正的医书大都在熙宁间（1068—1077）陆续印行。

宋朝对医籍的校正和刊行对促进中国医学的发展，做出了重大贡献。在朝廷重视与支持下，经过许多医家多年的整理，使许多濒临亡佚的重要医籍得以保存；又得力于当时的印刷术和造纸术的革新，改变了手工抄写的落后局面，使这些古代医籍能够刊行流传至今。在中国医学发展史上，其历史作用不可低估。

经校正医书局重修、刊行的医药书籍，现在可知的有如下这些。

① 王冰注《黄帝内经·素问》：由林亿、孙奇、高保衡等校勘、注释，孙兆改误。校正后改名为《重广补注黄帝内经·素问》，又称"新校正本"。该书成为以后刊刻、研究《素问》文字的蓝本和依据。

② 皇甫谧《针灸甲乙经》：高保衡、孙奇、林亿等校勘。

③ 张仲景《伤寒论》：孙奇、林亿等校订并作序。校订后的《伤寒论》成为当时通行本。

④ 张仲景《金匮要略方论》：高保衡、孙奇、林亿等校勘，孙奇作序（校订前书名《金匮玉函要略方》）。

⑤ 王叔和《脉经》：高保衡、孙奇、林亿等校勘。

⑥ 孙思邈《备急千金要方》《千金翼方》：高保衡、孙奇、林亿、钱象先等校勘，林亿作序。校订后刊行全国。

⑦ 王焘《外台秘要》：孙兆等校订，孙兆作序。校订后刊行全国。

⑧ 掌禹锡等《补注神农本草》。

⑨ 苏颂《图经本草》。

3. 政府颁印的医书

我国印本书籍早在 8 世纪即已出现，但所出版的书籍主要是佛经、小学、历书、文集之类，宋之前印本医书见于文献记载的仅一两部而已，主要仍以手抄本传世。

宋朝医学教育制度的发展，使医官及医学生对教科书和参考书的需要更加迫切。而印刷术的进步使出版事业因势而兴，更促进了医书的编纂和刊行工作。

宋朝刻书，可分为官刻本、家刻本和仿本三大系统。官刻本指的是政府机关刻书。官刻本又有中央和地方所刻的区别，中央所刻之书以秘书省国子监最为著名。当时国子监除镂刻经史外，也很注意校刻医药书籍，印行书籍还可公开售卖，并允许读者付款续印。中央官刻本以北宋时为多，地方官刻本则多见于南宋。南宋地方政府各司用公库钱刻印的书总称"公使库本"。此外，各州、军学、郡学、府学、县学、洋宫以及书院也都有刻书。宋朝印本书籍已大为普及，官刻的医书种类最多，数量最大。

北宋初中央官刻医书有：《开宝新详定本草》《开宝重定本草》《太平圣惠方》《黄帝内经素问》《难经》《诸病源候论》《铜人腧穴针灸图经》《简要济众方》等。

校正医书局所刻刊行的医书计有《补注神农本草》等10部，已如上文所述。当时政府鉴于所刊医书卷帙巨大，书价昂贵，民间难以购置，乃令国子监另作小字雕印，广泛发行。

元丰改制后，编纂刊刻医书仍由太医局等中央机构承担，梓行的有《太医局方》(佚)、《黄帝内经》(佚)、《太平惠民和剂局方》、《大观经史证类备急本草》《政和经史证类备用本草》《圣济总录》等。

南宋偏安江南后，国势衰弱，财力日绌，因而中央官刻医书种数极少，计有：《绍兴校定经史证类备急本草》《小儿卫生总微论方》以及安大夫特差判太医局何大任重新校刻王叔和《脉经》《太平惠民和剂局方》等。

北宋时期，地方官刻医书种类很少，主要有熙宁二年（1069）两浙东路茶盐司本《外台秘要方》40卷。

南宋时期地方官刻医书种类和数量都比北宋时期多，主要有如下这些。

①司库刻本《太平圣惠方》，福建转运司本；《中藏经》，福建仓司本；《杨氏家藏方》，浙江宪司重刻本；《本草衍义》，江西转运司本；《大观经史证类备急本草》与《本草衍义》合刊本，江南西路转运司段果、吴猎等人刊刻；《脉经》，广西清司据建阳麻沙坊本以大字刊刻；《针灸资生经》，淮南东路平茶盐司本；后又重刻《重校南阳活人书》，池州公使库本。

②郡斋本《洪氏集验方》《伤寒要旨》《药方》，姑熟郡斋本；《杨

氏家藏方》，当涂郡斋本；《卫生家宝产科备要》，南康郡斋本；《叶氏录验方》，龙舒郡斋与东阳郡斋先后刊行；《续添是斋百一选方》，沔阳郡斋本；《集验方》，九江郡本。

③ 书院刊本《仁斋直指方论》《小儿方论》《伤寒类书活人总括》《医学真经》，环溪书院刊刻。

此外，地方官也有医书刊刻，如《魏氏家藏方》《医说》和《小儿痘痊论》等多种。

4. 书商与医家个人刊刻的医书

（1）书商刊本

书商所刻之书统称为坊刻本。宋朝书坊有很大发展，有的刻书馆历史悠久，刻书流传广泛。宋朝坊刻较多，以浙江杭州印的浙本为上，四川刻印的蜀本次之，福建刻印的闽本（又称建本或麻沙本）最下。

闽刻本主要有：《新编类要图注本草》，建安余建国刻；《活人事证方》又《后集》，建安余恭礼刻；《普济本事方》又《后集》，建安余唐卿刻；《鸡峰普济方》等。

麻沙刻本主要有：《本草衍义》《三因极一病证方论》《广成先生杜函经》《针灸资生经》等。

浙刻本及其他坊刻本主要有：《增广太平惠民和剂局方》又《诸病源候论》，临江府新喻吾氏刊刻；《大观经史证类备急本草》，刘甲刊刻；《十便良方》，汾阳博济堂及安乐堂均有刊刻；《新编近时十便良方》，万卷堂刊刻。

（2）医家私人刊本

宋朝医家多有私人出资命工刊刻自著或其他医书，以广流传。主要有史堪的《史载之方》；庞安时门生魏炳刊刻的《伤寒总病论》；朱肱曾校刊的《金匮要略方》，又刊刻自著的《伤寒百问》及《南阳活人书》《重校正南阳活人书》；阎季忠刊刻的《小儿药证直诀》；寇约刊刻的《本草衍义》；严用和刊刻自著的《严氏济生方》。

针 灸 铜 人

中国在汉朝就已出现了用于针刺训练的木质偶人，可惜由于其材质易于损毁未见流传。到宋朝，出现了很多不同材质的针灸人体模型，以至于宋朝廷认为有必要制造标准的针灸人体模型。宋天圣年间，皇帝下旨铸造铜质针灸人体模型，简称为"针灸铜人"。针灸铜人表面刻有人体穴名，是形象直观的针灸穴位模型。中国医学史上，不同朝代铸造了多个针灸铜人，其中由官方修铸的针灸铜人，主要有宋天圣针灸铜人、明正统针灸铜人、明嘉靖针灸铜人、清乾隆针灸铜人、清光绪针灸铜人等，还有一些后代仿制品。民间也有制造者，比如历史上著名的药店——同仁堂所属的乐氏药店，在各地有多具针灸铜人保存至今。其他还有用锡、木等材质制成的针灸人体模型散见于民间。在针灸文物中，针灸铜人与针灸铜人图的文献价值和观赏价值极高，是研究古代腧穴定位的宝贵资料。

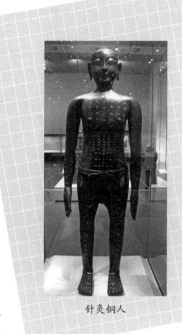

针灸铜人

1. 针灸铜人铸造

北宋以前，医家们取穴治疗主要以唐朝颁布的《黄帝明堂经》为依据，然而《黄帝明堂经》在唐朝末年的战乱中散佚，而其他一些有关针灸学的古籍也是脱简错讹，这种情况导致北宋初期针灸失去了临床取穴治疗的统一标准，往往出现不应有的差错事故。为了给针灸经穴重新制定国家标准，并且总结北宋以来的针灸知识，太医局针灸教授王惟一及其同行，产生了统一经穴标准的念头及设想，并多次上书皇帝，请求编绘规范的针灸图谱，以统一针灸诸家之说。王惟一是北宋著名的针灸学家，也是历任宋仁宗、英宗两朝的医官，经过他的努力，宋仁宗于宋天圣四年（1023），诏令当时的国家最高医学机构——翰林医官院，下令编写一部系统论述北宋以前针灸知识的著作，作为国家针灸经穴的统一标准。翰林医官院将这个任务交给了王惟一。后来，宋仁宗认为"传心岂如会目，著辞不若案形"，于是再次诏命王惟一，根据所撰写的针灸经穴标准铸造针灸铜人。嗣后，政府从全国各地调来能工巧匠，王惟一亲自设计铜人，从塑胚、制模以至铸造的全部过程，并和工匠们生活在一起，攻克了无数技术难关，经过持久的努力，终于在1027年铸成了两座针灸铜人，同时完成了新的针灸经穴国家标准，即《新铸铜人腧穴针灸图经》。

王惟一打造了两具一模一样的针灸铜人，由于铜人铸好的那一年正好是北宋的天圣年间，因此，这两具铜人被人们称为"宋天圣针灸铜人"。宋仁宗对针灸铜人赞不绝口，非常满意，把它当作一件精湛的艺术品，下令将一具针灸铜人放置于医官院，以供针灸考试与教学使用；另外一具针灸铜人则放置于北宋最繁华的大相国寺进行展示。史官也把这件事作为一件大事，载入了史册："这铜人于天祯五年（1027）十月经'御制'完成，以便传到后代。"

根据文献记载，王惟一设计铸造的针灸铜人，由青铜铸成，身高和一般青年男子差不多，面部十分俊朗，体格健美，头部有头发及发冠，上半身裸露，下半身有短裤及腰带。人形为正立，两手平伸，掌心向前。针灸铜人分为前半部、后半部两部分，中间有特制的插头来拆卸组合，既体现了当时极高的人体美学，又体现了准确、精到的铸造工艺。针灸铜人体腔内有木雕的五脏六腑和骨骼，而且位置、形态、大小比例也比较准确，因此，不仅可以应用于针灸学，还可以应用于解剖学研究。针灸铜人表面按十四经系统铸有经络走向以及穴位位置、穴位钻孔。每个小孔表示一个穴位，小孔边上注有穴位的名称，共计354个穴位，其中307个穴位左右是对称的，为一个穴位名称对应的两个点，分布情况让人一目了然。中国医学史上，针灸铜人除了发挥穴位规范化的作用外，还是教学中考核学生是否掌握针灸经络穴位的依据。考试前，人们将水银注入针灸铜人体内，将体表涂上黄蜡用以完全遮盖经脉穴位。应试者只能凭经验下针，一旦准确扎中穴位，水银就会从穴位中流出；如果扎不准，则针不能入。医学史书把考生刺中穴位的效果称为"针入而汞出"。

2. 针灸铜人迷踪

天圣针灸铜人引起极大关注，因而成为宋朝国宝。100 年后的 1126 年，位于宋朝北边的金朝（1115—1234）派兵包围了宋朝当时的国都汴梁（今河南省开封市），针灸铜人成了金兵首先抢夺的目标。宋朝、金朝议和时，金朝专门提出要针灸铜人，宋朝坚决不允，由此可见针灸铜人的地位相当重要。1128 年，宋朝被金朝打败，两具针灸铜人和针灸图经刻石便下落不明，有人说它们均被作为战利品掳到北方。后来蒙古军消灭了金朝，建立了元朝，又从金人手中夺走针灸铜人，由于元朝定都北京，遂将宋朝针灸铜人从河南开封迁移至北京。从此以后，在封建朝代的更替和战火混乱之中，两具宋天圣针灸铜人的下落更加扑朔迷离了。据北宋周密撰写的《齐东野语》一书记载，他的舅父章叔恭在襄州（今湖北省襄阳市）做官时，曾见到一具针灸铜人流落于当地民间，后来被重新呈献给南宋朝廷。又据《元史·王楫传》记载："帝（即元世祖）命取明堂针灸铜像示之曰：'此宣抚王楫使宋时所进。'"王楫原为汉人，战降后改仕蒙古，任宣抚等职。1232 年，王楫随蒙古军进攻汴京，此时汴京为金国京城，汴京很快被攻破。1233 年，元朝派王楫出使南宋，当时南宋正处于战败国的地位，南宋朝廷委曲求全，将仅存的一具针灸铜人作为贡品献给了元朝皇帝。针灸铜人是经蒙古使节王楫之手带去的。据《元史·阿尼哥传》记载，因遭遇战乱，颠沛流离，针灸铜人表面开始缺损。元朝廷曾于元中统年间（1260—1263）请尼泊尔著名工匠阿尼哥修整过此针灸铜人。针灸铜人重新修好后不久，又从汴京被转移至北京。明朝建国初期，即洪武元年（1368），针灸铜人被移入宫中。其记载可见于明朝编撰的《大明一统志》："元至元年间（1264—1294）自汴移置此。洪武初，铜人取入内府。"直到明朝英宗朱祁镇在正统八年（1443）下令铸制针灸铜人，后被称为"明正统针灸铜人"。这一年距宋天圣针灸铜人铸制时间已有 416 年的历史了。当时，那具宋天圣针灸铜人上的穴位文字已因腐蚀生锈而无法辨认，明朝廷决定不再修补。此后，那具宋天圣针灸铜人就不知去向了。

明英宗诏命仿照宋天圣针灸铜人铸造一具针灸铜人，称为"明正统针灸铜人"，该铜人在明、清的太医院中珍藏了450多年。 清光绪《太医院志》记载："光绪二十六年，联军入北京，为俄军所有。" 为弥补明正统针灸铜人被劫的重大损失，清光绪三十年又仿明正统针灸铜人铸造了一具，即"光绪铜人"，1958年被中国历史博物馆收藏。

金元时期的医学争鸣

1. 医学争鸣产生的时代背景

北宋初期，社会比较安定，政府采取了一些轻徭薄赋的措施，促进了农业的发展和经济的繁荣，随之也迎来了一个文化、医学发展的高潮。近代著名史学家陈寅恪曾经对宋朝文化作过这样的评价，"华夏民族之文化，历数千年之演变，造极于赵宋之世"。两宋时期是我国古代经济文化高度发展的时代，其文明程度居于当时世界的最高水平，这是中外学者都认可的事实。中国古代四大发明中的指南针、印刷术、火药都是北宋时期发明并应用的。这些发明不仅对中国历史，而且对人类社会都产生了深远的影响。

宋朝在中国历史发展过程中占有极其重要的位置，在世界文明史中亦有着举足轻重的历史地位。宋朝社会生产力高度发展，无论是农业，还是手工业、商业等，都取得了巨大的进步。随着经济的高度发展，宋朝政府实行了相对开明的文化政策，加之刊刻、印刷技术的进步，特别是活字印刷术的发明，使传统和创新的文化不仅能够保存下来，而且还能够广泛传播，更重要的是，它使教育得以普及。正是在这种背景下，宋朝文化取得了前所未有的巨大成就。

宋朝学校教育异常发达，京师设有国子学、太学等，另外有专业性很强的武学、律学、算学、画学、书学、医学。教育的普及既是宋朝文化高度发展的重要标志，也是宋朝文化取得巨大成就的重要原因。宋朝文化在哲学、史学、文学、艺术等方面均取得了独具特色的成就。因此，已故著名学者邓广铭指出："宋朝是我国封建社会发展的最高阶段，其物质文明和精神文明所达到的高度，在中国整个封建社会历史时期之内，可以说是空前绝后的。"

我国的儒、释、道哲学在经过此前多个朝代的碰撞、融会后，在宋朝终于进发出亮丽的火花，那就是理学。两宋历史上出现了许多思想家、哲学家，形成了不少自成体系而又颇具功力的学术流派，最终产生了以理学为代表的新儒学，成为中国封建社会后期占统治地位的思想。宋朝理学家擅以宇宙论为人生哲学之根据，合天道与性理而探讨议论，而宇宙论则多采道教先天无极之说。这是宋儒对中国思想史的重大贡献，使得儒学有了一番新生命与新气象。如周敦颐以儒家经典《易传》和《中庸》为核心，同时吸收道教、佛教等思想，建立起一套较为完整的宇宙本原、万物演化以及人性善恶等理论体系，成为宋朝理学的开创者，在建立新儒学的道路上迈出了关键的第一步。北宋中期，程颢、程颐运用"天理"这一范畴，将本体论、认识论、人性论等有机联系在一起，认为"理"不以人的意志为转移，不受时间和空间限制，是永恒存在的、宇宙万物的本源。它不仅是自然界的最高法则，也是人类社会的最高原则。"二程"较为系统地确立了宋明理学的基本范畴，可以说是两宋理学的奠基人。时至南宋，朱熹又以二程思想为核心，吸收糅合北宋以来各派儒家学说，建立起一个庞大而系统的思想体系，他以"天理"和"人欲"为主轴，将人类的自然观、认识论、人性论、道德修养等有机地结合起来，从而完成了建立新儒学理论体系的艰巨任务，因而，朱熹是两宋理学的集大成者，也是孔子、孟子以后影响最大的儒学者，在中国历史上具有举足轻重的地位。然而，理学在宋朝并非一统天下，不论是南宋，还是北宋，思想界都非常活跃，同时存在其他种种不同的思潮。与朱熹学术存在差异的陆九渊吸取禅宗理论提出了"心即理"的命题，二者之间经过激烈争论，最后不了了之，可知当时学术空气相当自由，学术环境也非常宽松。再如史学领域，在编纂体例方面，除了继承传统的编年、纪传体之外，还创立纪事本末体，对此后史学的发展产生非常深远的影响。在宋朝，不仅政府出资出力编纂当代历史，同时也允许私人撰写本朝历史，这在中国历史上具有特殊的意义。因此，宋朝史学取得了多方面的成就。应该说，宋朝在文化方面所取得的成就非常卓著，很多领域都达到了古代文明的最高峰，如宋词等，这些都大大丰富了中国的文化宝藏，也给后代文化的发展带来了巨大而深远的影响。

中国思想史以儒学为主流，儒家可分为先秦儒、汉唐儒、宋元明儒、清儒四期。汉唐儒、清儒都重经典；汉唐儒功在传经；清儒功在释经。宋元明儒则重圣贤胜于重经典、重义理更胜于重考据及训诂。

从南宋末及金元时期，理学内蕴分歧日趋深刻；同时，由于统治者逐渐认识到朱熹学说对封建统治的意义，以朱熹之学为正统，视其他学说为异端，这虽然使朱学成为官方哲学，但又恰恰因此使朱学变成僵化教条，从而促使学者反省，扩大了朱学的对立面。金、元作为经济文化较为落后的少数民族政权入主中原而形成的疑古主义倾向，却在一定程度上打破了理学的思想桎梏，促使学界在重新认识"自我"的情况下趋向繁荣。

复杂的学术文化背景，对金元时期的科学文化产生了重要的影响，恪守传统与背离传统意识的冲撞，形成了科学文化的新思想、新理论。

宋、金、元时期，中国医药学进入了一个全面发展的新阶段，在医学教育、理论及临床各科，都有很大的进展。在经济文化全面发展的背景下，宋朝政府十分重视与广大民众卫生健康息息相关的医学事业，不仅政府出面编辑刻印了很多医学典籍，而且要求各州县加以推广应用。对前朝医学的总结和医学书籍的流传，是宋朝医学进步的重要原因。宋朝医学极其重要的成就之一便是医学分科更加细密。这些都为后世,特别是金元时期医学的发展奠定了良好基础。

2. 学术争鸣与学派的出现

医学发展至金、元便进入到了一个全面更新的重要历史时期。中医学的发展，时有不同理论认识之间的学术争鸣和研讨，但以起于金而盛于元，影响明朝医学发展的医学争鸣最具有代表性，且对促进临床医疗理论的丰富和技术的提高最为明显。中医学迎来了学术史上"新学肇兴"的新时代。

《四库全书总目提要》曾说："儒之门户分于宋，医之门户分于金元。"中国儒家的学术分野在于宋朝，而有濂、洛、关、闽之学；其后金、元时期的中医学也有了深刻的变化。宋儒出现理学派系，学术之间的争鸣促使其哲理更加完善，中医学金元时期出现了河间、易水以及张子和、李东垣、朱丹溪等医家，形成医学流派，大大丰富了中医的学术思想，推动了中医理论与临床实践向更深层次发展。

　　宋朝医学发展在一段时间内十分强调儒学，儒医应运而生，这对医学的发展具有一定的积极作用。然而，时至北宋后期，医学界已是一片僵化保守景象，甚至形成按证索方，不求辨证的通弊，这种情况愈演愈烈，以致在医学理论上陈陈相因，"伤寒风冷"之说，笼罩医坛；在药物供应上，成方成药，官商垄断，特别是将《太平惠民和剂局方》置于至高无上的地位。医药至此，几乎溃败不起。以至于医学界难以应付疾病谱的变化，医学面临着进退的抉择。迫至北方金国兴起，社会环境迅速变化，医学事业，亦随之大变，金、元医学的崛起，就是应运而生的一次历史性的大变革。金朝的医学家不为宋朝信条所惑，结合临床实际提出"古今异轨""古方新病，不相能也"的论点，对古方特别是局方提出质疑，认为要发展医学必须结合现实提高治病效果。在这样的情势下，出现了著名的四大医家。刘完素提倡运气学说，强调"不知运气而求医无失者鲜矣"，认为传染病、流行病多由火热之毒而得，故主张多用寒凉药物治疗，并创制了许多行之有效的方剂，取得了卓著的效果，被尊之为寒凉派代表。张子和提出，"古方不能尽治今病"的论点，批评了《和剂局方》滥用温燥药物的弊端，认为疾病多因实邪所致，倡导"邪去而元气自复"理论，故于疾病治疗多用汗法、吐法和下法，而且揭举了"养生当论食补，治病当论药攻""血气以流通为贵"的精义，被后世称为攻下派之代表。他的学说源于刘完素而又有不同，使医学上的汗、吐、下三法内容得到了极大的丰富。李东垣提倡"人以胃气为本"，强调"内伤脾胃，百病由生"，在疾病的诊断和治疗上十分重视人体脾胃功能的保护和恢复。他的学术思想的形成，虽与其师张元素重视脏腑辨证有关，更由于当时战乱频繁，人民群众颠沛流离、食饮无常的生活环境和发病率极高的消化性疾病密切相关。由于他治疗多用温补脾胃之法，故后世尊其为补土派之代表。朱丹溪提出"阳常有余，阴常不足"论，认为"古方治今病焉能相合"，对滥用温燥药的《和剂局方》提出了尖锐的批评，而撰《局方发挥》以纠其偏，并在临床治疗上开"滋阴降火"之法，朱氏对气、血、痰、郁、火的论治颇多发挥，使医学风气为之一变。朱丹溪的学术思想和医疗技术对日本也有着很大的影响，他们于15世纪成立"丹溪学社"，继承和发扬其学术成就。

金、元医学上承秦、汉、晋、唐、宋，下启明、清。金、元诸大家的成就，改变了唐宋以来崇尚集方、推行成药、喜温言补、繁琐而又僵化的局面，开创了辨证论治、攻邪已病、泻火养正各呈专长，重点深入，生动活泼的学术新形势。这一时期的医学，上承《黄帝内经》《伤寒论》的成就，亦兼收晋、唐、北宋方药的经验，尤其诸医学家的创造发明，从而形成了金、元医学的特色，即恢复了辨证论治的优良传统，改变了历史上侧重于经验方的局限，因此能够盛行200多年。对于明、清两朝医学的发展，影响亦很大，无论温热寒凉，攻邪补正，内、外、妇、儿各科，都可以在此看到他们的学术渊源。同时，这一时期医学家的创新精神，亦为后世榜样。无论金朝诸名医，元朝诸大家，均有一个共同点，即在临床各科，敢于提出问题，善于研究问题，总结解决问题的思路、方法，阐述自己的主张。这种精神，引导着人们更好地去做学问，更好地继承发扬中医学。

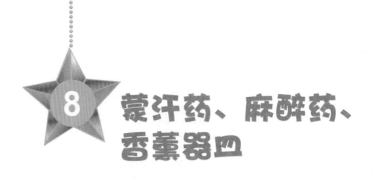

8 蒙汗药、麻醉药、香薰器皿

从蒙汗药到麻醉药

麻醉药的发现和应用历史久远，远在原始社会时期，人们在采集野生植物作为食物时，也时常会吃到具有麻醉作用的物品。而《神农本草经》曾记载某些麻醉药物作用，如莨菪子，即莨菪的种子，"多食使人狂走"，即多服会麻醉而使人产生错乱。现代科技已清楚，莨菪子的主要成分有东莨菪碱和托品碱，东莨菪碱具有镇静、镇痛的作用，剂量大时，可产生催眠作用。《神农本草经》还记载了"乌头"，说"其汁煎之，名'射罔'，杀禽兽"。乌头也有麻醉作用。

有关麻醉的描述还可以追溯到先秦时期的《列子·汤问》中，扁鹊为公扈和齐婴治病，"扁鹊遂饮二人毒酒，迷死三日，剖胸探心，易而置之；投以神药，既悟如初"。这里的毒酒就是麻醉物品，可使人昏迷三日，之后还可用药解麻醉。正史中关于麻醉药物的记载出现在《三国志·华佗列传》中："疾发结于内，针药所不能及者，乃令先以酒服麻沸散，既醉无所觉，因刳腹背，抽割积聚；若在肠胃，则断截湔洗，除去疾秽，既而缝合，傅以神膏，四五日创愈，一月之间皆平复。"华佗用的麻沸散为医用麻醉物品，且已用于外科手术无疑，但其究竟由何种药材组成，其成分如何，皆无可考。

另一方面，中国古代各种正史和笔记小说中不乏用药酒迷醉人的案例。此酒多与某种或某类特定植物相联系，如莨菪子、曼陀罗等。《旧唐书·安禄山传》记载："……禄山……既肥大不任战，前后十余度欺诱契丹，宴设酒中著莨菪子，预掘一坑，待其昏醉，斩首埋之，皆不觉死。每度数十人。"此事在《新唐书·安禄山传》中也有叙述，只是未指明酒的成分或所加入的物品："（禄山）见天子盛开边，乃给契丹诸酋，大置酒毒焉，既酣，悉斩其首。先后杀数千人。"宋朝司马光《涑水纪闻》卷三也记载了类似的事迹："杜杞字伟长，为湖南转运副使。五溪蛮反，杞以金帛官爵诱出之，因为设宴，饮以曼陀罗酒，昏醉，尽杀之，凡数千人……"这些莨菪子、曼陀罗在被用作江湖上的迷醉物品时，是否也在当时被制成药用麻醉品以供治疗之用，尚不得而知。

但中国古代有关麻醉的历史沿着医用药品和江湖迷药两条不同的线索一直向前发展，前者发展出麻醉药品，后者则充斥着有关蒙汗药的各种传说。直至宋朝，才出现了有关麻醉药品具体配方的记载，窦材在《扁鹊心书》中载有"睡圣散"一方："人难忍艾火灸痛，服此即昏睡不知痛，亦不伤人。山茄花、火麻花共为末，每服三钱，小儿只一钱，一服后即昏睡。"宋朝周去非的《岭外代答》中也记述了曼陀罗花在江湖迷药和医用药品两方面的用途："广西曼陀罗花，遍生原野，大叶白花，结实如茄子，而遍生小刺，乃药人草也。盗贼采干而末之，以置人饮食，使之醉闷，则挈箧而趋。南人或用为小儿食药，去积甚峻。"

关于蒙汗药的记载多出现在小说中，"小说家尝言蒙汗药，人食之昏腾麻死，后复有药解活"。对于蒙汗一词，日本人丹波元简在《医賸》中从音韵学角度解释为"闷之反切"。亦有张宗栋认为该词即是瞑眩，因其音同，故错成蒙汗。亦有作者陆澹安从文学的角度将之解释为使汉子昏迷。还有方晓阳、陶晓葵将该词解释为描述汗出而畅的生理状态，并从药理的角度论证了古代许多麻醉药物都能产生出汗而不发的临床症状。

明朝小说《水浒传》中就有许多"蒙汗药"的故事，第十六回中，晁盖、吴用、白胜等人，欲在黄泥岗劫取梁中书向岳丈高俅敬献的十万生辰纲。因恐有武艺高强，刚提升为武提辖的"青面兽"杨志的押解，难以下手。"智多星"吴用趁机把蒙汗药面混在白胜挑的酒桶里。细心的杨志怀疑酒里有问题，白胜借机佯言"不卖了，不卖了，这酒里混有蒙汗药"，勾得挑担金银珠宝的军士们，个个馋涎欲滴，禁不住还是抢着要喝，到底中了吴用等人的麻醉计，十万生辰纲被晁盖等人劫去，弄得杨志险些自杀。此外，第二十七回、第三十六回中分别提到两处黑店，母夜叉孙二娘、催命判官李立都将蒙汗药掺入酒食中招待过路客人。孙二娘还用蒙汗药麻翻押解武松的两个公差，而后来武松又让孙二娘调一碗"解药"，将公差救醒。蒙汗药能把人麻倒，又可以用解药催醒。这与医药著作中对麻醉药物的使用方法一致，元朝危亦林在《世医得效方》中便记载了麻醉药品的解麻醉方法："用盐汤或盐水与服，立醒。"

江湖所用迷醉药或蒙汗药的成分除上述莨菪子、曼陀罗花外，鲜少见到采用其他植物的描写。但药用麻醉药品的来源却不局限于曼陀罗，除前述的山茄花、火麻花外，《世医得效方》还载有"草乌散，治损伤骨节不归窠者，用此麻之，然后用手整顿"。此药所用药物为"猪牙皂角，木鳖子、紫金皮、白芷、半夏、乌药、川芎、杜当归、川乌各五两，舶上茴香、坐拿、草乌各一两，木香三钱，若伤重刺痛手近不得者，更加坐拿、草乌各五钱及曼陀罗花五钱入药"。服法是"为末。诸骨碎骨折出臼者，每服一钱，好酒调下。麻到不识痛处"。

古代各类医学著作中所列出的麻醉药品包括曼陀罗花、莨菪子、闹养花、火麻花、草乌、川乌等具有不同程度的麻醉、镇静、安眠、镇痛作用的植物，而曼陀罗花、莨菪子中的主要有效成分东莨菪碱，能明显加强闹羊花、川乌、草乌等的镇痛作用，且能部分消除自身的副作用。对莨菪子的记载，首次出现在汉朝形成的医药类著作《神农本草经》中。曼陀罗花原产于印度，传入我国的年代不详。最早出现此物名称的是后秦鸠摩罗什（344—413）于401—409年翻译的《妙法莲花经》，其中述及佛祖说法时"天雨曼陀罗花"。宋朝时，我国南方广西一带已有大量野生曼陀罗花，北方亦有栽培，如宋周师厚在《洛阳花木记》中有记载曼陀罗花、千叶曼陀罗花、重台曼陀罗花等许多品种。明朝李时珍在《本草纲目》中也记载了此物及其采制服用方法："曼陀罗花……入麻药。……八月采此花，七月采火麻子花，阴干，等分为末。热酒调服三钱，少顷昏昏如醉。割疮灸火，宜先服此，则不觉苦也。"

中国古代关于麻醉和麻醉药品的历史尚需更多的历史证据支撑，而蒙汗药作为中国古代三大江湖奇方之一，更为这一历史增添了许多传奇和神秘色彩，孙思邈编集的《华佗神医秘传》中对麻沸散的记载更为这一历史加入了许多佐料。要想弄清我国古代关于麻醉的历史，尚需更多的材料来支撑以及进一步的研究。

香薰器皿与最早的卫生保健

我国香薰历史悠久，相传轩辕（黄帝）曾用过"沉榆之香"，可能就是利用香药消毒，以后人们用艾作熏料。以后随着香料药需求日趋增多，还出现了人工香药的栽培。

最早用烟熏来消毒，可消毒空气，抑制细菌的生长，防治疾病。4000多年前的新石器时代就出现了陶质熏炉，但香薰见诸文字记载，则是最早出现在《周礼》中："剪氏掌除蠹物，以攻攻之，以莽草熏之，凡庶虫之事。"可见，约在周朝已经出现用香薰来驱逐虫害以进行卫生保健的思想。

除了熏的方式外，最早的卫生保健还有佩戴的方式，《山海经·西山经》记载"有草焉，名曰薰草，麻叶而方茎，赤华而黑实，臭如靡芜，佩之已厉"。除了焚烧香草外，佩戴装有薰草等香料的香囊也是香薰的方式之一。《礼记·内则》也有："男女未冠笄者，……皆佩容臭。"东汉郑玄注："容臭，香物也，以缨佩之。"元朝陈澔注："容臭，香物也，助为形容之饰，故言容臭，以缨佩之，后世香囊即其遗制。"在屈原《离骚》中有许多古人佩戴香草香木的诗句："扈江离与辟芷兮，纫秋兰以为佩""杂申椒与菌桂兮，岂惟纫夫蕙茝""户服艾以盈要兮，谓幽兰其不可佩"。

战国时期，出现铜质熏炉。秦及汉朝初期，随着疆域的扩大和丝绸之路的开通，外来树脂类香料进入北方，香薰器皿呈现多样化发展。在已经发掘的广东南越文王陵，广西贵县、梧州的南越国汉

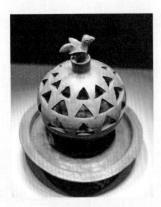

西晋时期青瓷香薰

墓中，都出现了大量的铜熏炉、陶熏炉。湖南长沙马王堆1号汉墓就出土了2个彩绘陶熏炉、6个香囊、6个香草袋、1个香枕、2个香奁、2个香薰罩及10多种香料。由此可见秦至西汉初，长江以南特别是两广地区熏香习俗文化的繁荣景象，这与该地区多阴雨、湿度大、蚊虫多的地理气候条件有关。

古代的香薰器皿包括熏炉、熏球、香囊和香枕。熏炉是最主要的熏香器皿，现有史料没有提到专门用于熏香的熏炉始制于何时，但考古资料证实，新石器时代的先民已经开始制作陶熏炉。1983年，上海青浦福泉山良渚大墓中发现了一件竹节纹带盖陶熏炉，高11厘米，口径9.9厘米，泥质灰陶，大口，斜直腹，矮圈足，腹部饰六周竹节纹，笠形盖上有三孔为一单元的六组十八个小圆孔。这可说是我国目前出土最早的熏炉。

汉武帝时期，傅山炉出现。由于其制作精妙，特点鲜明，广为使用，不少人将傅山炉推为熏炉的鼻祖，甚至用"傅山""傅山炉"作为熏炉的代称。傅山炉主要由炉盖、炉身、底座三部分组成，有的底座部分变成承盘。炉盖高且尖，上面镂雕峰峦、人物、动物、云气纹之类，象征海上"三座仙山"之境，炉下的托盘象征海水。使用时，将香料放入炉内燃烧，烟气从镂空的山形中散出，有如仙气缭绕，给人以置身仙境的感觉。

傅山炉产生的背景至少与两类因素有关。一是香料发生变化，从而导致熏烤方式的改变。秦汉以前的香料以植物类为主，主要用于熏烧，或缝于香囊中佩戴；而外来香料以树脂类为主，如薰陆香，《魏略》曰："薰陆香出大秦国，云在海边，自有大树生于沙中，盛夏时树胶流出沙上。"树脂类香料还可以利用几种香料调和成另一种香料。东汉时期，出现了调和香料的"香方"，《后汉书·西域传》载大秦国"合会诸香，煎其汁以为苏合"。树脂类香料、合成香料的香气更加浓郁，持续更加长久，其杀菌效果更加显著。《世赟记》载："汉武帝时，长安大疫，人死日以百数。帝乃试取月氏国神香，烧之

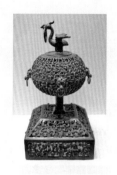
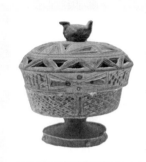

战国凤鸟衔环熏炉　　　　马王堆文物彩绘陶熏炉

于城内，死未满三日者活，芳气经三月不歇。"这类描述虽有夸大嫌疑，但却反映了人们对外来香料的普遍认识。

　　先秦时期，熏炉造型以豆形、圆球形为主，炉身较浅，炉盖较平，香料主要是茅草等草本植物，可直接放在熏炉中燃烧，虽然香气馥郁，但烟气很大。而外来的树脂类香料，多被制成香饼或香球，须放置于炭火等燃料上熏烤，为此熏炉的炉身变深，以便在下部放置炭火，为防止炭火太旺，炉身下部的进气孔缩成很窄的缝隙，这样，香料慢慢被加热，香味徐徐散发，而烟气又不重。同时，将炉盖增高，炉盖多呈圆锥形。

　　第二类因素为秦汉时期的神仙思想。秦皇汉武皆好求长生不老

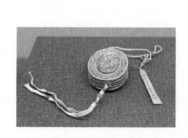
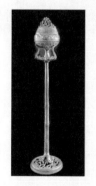

清朝花丝镶嵌香囊　　　　汉武帝时期鎏金银竹节铜熏炉

之术，这种上层崇拜引起了社会上对神仙思想的追捧。传说中的三座仙山"蓬莱、方丈、瀛洲"代表神仙所在之地，也被描述在傅山炉的炉盖上。炉盖多山故其被称为"傅山炉"。北宋吕大临《考古图》记载："香炉像海中博山，下盘贮汤使润气蒸香，以像海之四环。"傅山炉把神话传说中虚无缥缈而又令人向往的仙山真实地描述在实物器皿上，反映出当时人们追求长生不老的社会风俗。傅山炉的出现，使得香薰的风气更加盛行，也使得熏炉逐渐从一种实用器具演变为一种彰显主人修养、风格、品味和身份的装饰品。

香薰除用来驱疠逐虫外，还可以用来灸衣褥被。汉朝，用香薰灸衣被是宫中的一种卫生保健习俗。在熏炉外罩上熏笼，将衣服放在熏笼上，虱子会从衣服上掉下来。应劭《汉官仪》曰："尚书郎入直台中，给女侍史二人，皆选端正。指使从直女侍史执香炉，烧熏以从入台中给使护衣。"冬季，熏炉在熏香的同时，还可取暖。有一种卧褥香球，造型为浑圆的球型，又称熏球，巧妙运用了机械物理原理，反映了当时工艺水平的先进和对物理重心的深刻理解。晋朝葛洪在《西京杂记》中载："长安巧工丁缓者，又作卧褥香球，一名被中香炉，本出房风，其法后绝，至缓始复为之，为机环转运四周，而炉体常平，可置被褥，故以为名。"卧褥香球内装置两个环形活轴，香盂置于环形活轴内，内燃炭火、香料，因为香盂重心在下，故无论熏球如何滚动，环形活轴皆能起平衡作用，使香盂始终保持水平状态，内燃的香料绝不会倾覆以致烧灼衣被，其原理同现代陀螺仪如出一辙。唐朝元稹作诗赞曰："顺俗唯团转，居中莫动摇。爱君心不惻，犹讶火长烧。"南宋陆游在《老学庵笔记》中记载："京师承平时，宗室戚里岁时入禁中，妇女上犊车，皆用二小鬟持香球在旁，在袖中又自持两小香球，车驰过，香烟如云，数里不绝，尘土皆香。"这里的香球还可以作为妇女

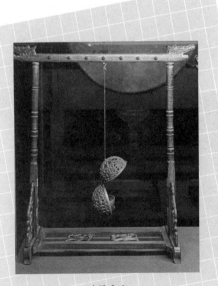

卧褥香球

的袖薰。上海中医药博物馆收藏了一件透雕铜熏球，直径 12.5 厘米，构造原理同上铜熏球。

汉朝以后，香薰器皿种类多样，造型更加精巧，而香薰也不再仅仅局限于实用的驱毒、取暖等保健用途，随着道教、佛教等宗教上的发展和世俗的流行，而愈加成为一种文化、精神的追求。

上海中医药博物馆还收藏了一件明朝铜质大熏炉，名为"獬豸熏"，熏炉背部与颈部相连，可以打开，炉内装入香药点燃后，烟从獬豸嘴里喷出。獬豸是古代传说中的一种独角兽，能够辨别善恶。当两个人吵架和争执后，獬豸能够支持有理的一方，用角去抵触无理的一方。

还有一件明朝宣德年间铜铸的麒麟熏炉，炉体外部铸造了九个麒麟，苍龙两条，兽面三具，众多各具形态的动物造型融合在一起，是一件不可多得的珍贵艺术品。

9 "戾气"学说与温病学说的形成

中医关于传染病的记述，由来已久。如《素问·刺法论》曰："五疫之至，皆相染易，无问大小，病状相似。"汉朝张仲景撰的《伤寒杂病论》，创立"伤寒"学说，把传染病包含其中，运用六经辨证来诊治。后世多数医家尊崇汉朝张仲景的伤寒学说来解释、诊治传染病。隋朝医家巢元方在《诸病源候论》中载"人感乖戾之气而生病""病气转相染易，乃至灭门，延及外人"。

直至元末明初医家王履提出："时行……温疫（传染病）等，绝不可以伤寒六经病诸方通治"，明确把传染病与一般的季节性流行病区别开来。清朝叶天士、薛雪、吴瑭、王孟英等在此基础上进一步发展，提出较为系统的传染病学说——温病学说，创立卫气营血辨证、三焦辨证。明末清初，吴又可独树一帜，提出传染病病原体假说——"戾气"学说，在传染病病因方面提出了全新的观点，可谓独具慧眼，勇于创新者。

吴又可，名有性，约生活于16和至17世纪，原江苏吴县人。吴氏生活的年代，百姓生活极度贫困，瘟疫连年猖獗流行。据《明史》记载，从永乐六年（1408）至崇祯十六年（1643），发生大瘟疫达十九次之多，其中崇祯十四年（1641）流行的一次瘟疫，波及河北、山东、江苏、浙江等多个省份。目睹惨状，吴氏十分悲愤，尖锐地指出患者"不死于病，乃死于医；不死于医，乃死于圣经之遗亡"。死亡的原因是当时医生只知用伤寒治法来治疗疫病。为此，吴又可致力于传染病研究，悉心观察，及时总结经验，于崇祯十五年著成《瘟疫论》2卷，创立了新的传染病学说——"戾气"学说。

首先，他提出传染病是由"戾气"引起的。《瘟疫·伤寒例正误》

指出："夫疫者，感天地之疠气也。疠气者，非寒、非暑、非暖、非凉，亦非四时交错之气，乃天地间别有一种疠气。"他也把"疠气"称为杂气、异气、疬气或疫气，突破了前人关于时气、伏气、瘴气以及百病皆生于六气的传染病病因观点。

其二，"疠气"是通过口鼻侵犯体内。他认为病因是温邪，温邪侵犯人体是由口鼻—上焦（心肺）—中焦（脾胃）—下焦（肝肾）而发展的，这一学说至清朝方形成体系。吴又可先于清朝温病学家提出"邪从口鼻而入"，且病因是"疠气"，还指出人体感染"疠气"的方式有两种：一种是"天受"，即通过自然界空气传染；另一种是"传染"，即通过与患者接触传播。不过，只要是同一种"疠气"，不论是"天受"还是"传染"，所引起的传染病都是一样的。

其三，吴氏认为"疠气"具有特异性。人类和动物的传染病是由不同的"疠气"引起的。他指出，有些"疠气"能使动物发病，如牛瘟、羊瘟、鸡瘟、鸭瘟等，而人却不会得病；而且他发现有"牛病而羊不病，鸡病而鸭不病，人病而禽兽不病"的现象。如果没有细致的观察、认真的鉴别，很难想象得出"其所伤不同，因其气各异"这样正确的结论。此外，他认识"疠气"的种类不同，所引起的疾病也不同，侵犯的脏器部位也不一样，如"为病种种，是知气之不一也"，还明确说"有某气专入某脏腑经络，专发为某病"。这些精辟的见解，与现代传染病学的认识完全一致。

其四，认识到"疠气"致病的相关因素和流行特点。在《瘟疫论·病原》中，吴氏指出人体感受"疠气"之后是否致病，则取决于"疠气"的量、毒力与人体的抵抗力。如果"疠气"量大、毒力强、人体抵抗力低，就容易发病，相反则不易致病。"疠气"引起的传染病，可表现为大范围流行和小区域散在发病，并有地区性和时间性的致病特点，如"或发于城市，或发于村落，他处安然无有""在四时有盛衰"等。

其五，"疠气"是物质性的，可采用药物制服。吴又可认为虽然"疠气""无形可求，无象可见""无声复无臭"，难以"得闻得睹"，但是它确实是客观存在的物质。他肯定地说："气即是物，物即是气；

物者气之化也，气者物之变也。"只是我们肉眼尚不能看见罢了。他的传染病学说已经把"戾气"作为病原体而描述得非常具体，只是由于观察病原体的工具——显微镜尚未发明，因而仅差一步之遥而未能真正揭示病原体的真相，但他在对病原体的形容和认识已经达到相当高的水平，这在当时的确是难能可贵的。"戾气"既然是一种物质，就完全可以用药物来制服，正所谓"夫物之可以制气者，药物也"。而后他创制了达原饮等名方。

其六，首次把痘疹、疔疮等外科化脓性感染的病因归之"戾气"，使之与近现代细菌等病原体的认识更趋接近。如疔疮、发背（背部化脓性感染）、痈疽、流注（深部化脓性感染）、流火、丹毒与天花、水痘、麻疹之类，以前医家认为是心火所致，其实不是"火"，而是"杂气所为"。在吴又可之前的医家解释化脓时，几乎都认为是气血郁滞、化火腐败所致，大多注重全身经络气血不和，很少有人观察并注意到局部病原体的存在。所以，吴又可的这一见解也是一项划时代的进步。

吴又可在传染病原、传染途径、特异性等方面，提出了许多富有创新意义的卓越见解，他的"戾气"学说可以说是中国传染病学史上的一个里程碑。但是这一里程碑之后，并没有一位医家继续沿着他的思路，深入下去，发展成为现代传染病、病原微生物学科。现代学者认为原因有很多，而主要原因有两个：一是，吴又可之后的医家没有能够突破传统理论的思维框架——论宏观而忽视微观，不深究病原体；二是，同时期欧洲发明的显微镜没有及时传入，使医家失去借以观察微观世界的必不可缺的工具。这一论题，至今仍是学者们讨论的热点。

10 膏药专家——吴尚先

　　清朝医家吴尚先擅长膏药疗法，是一位有名的膏药大家。

　　吴尚先（1806—1886），清朝医学家，名樽，原名安业，字尚先，又字师机，别号潜玉居士，钱塘（今浙江省杭州市）人。出生于文学世家，幼承家学，道光十四年（1834）中举人。次年到京师，因病未参加应试，后八年客居广平（今河北省广平县）。自此他淡泊功名，绝意仕途。嗣后，又随父寓居扬州，平日除写诗赋文以外，兼学医为业。太平天国农民起义时，他和弟弟带着母亲避乱至江苏泰州，并在东北乡俞家垛开业行医。战争时期，药物来源缺乏，平民因病致死者颇多。加之那一带居地潮湿，疫疾流行，当地又有沤田农作的习惯，每值春播，农民涉水耕种，故痹证（风湿性关节炎等病）发病率很高；此外血吸虫病流行，鼓胀患者亦较多，并有不少其他病证。民众限于经济和医药条件，得不到良医的治疗。有鉴于此，吴尚先为解除贫民病痛，结合当时情况，创用内病外治法，以膏药、熏洗等法治疗内科、外科、妇科、儿科等科的各种疾病，其中尤以薄贴（即膏药）治病特色鲜明，疗效卓著。他的外治法除广泛吸取前人著述中有关学术经验外，个人对此亦有很多变创、发明。其主治范围很广，治法大多简便、无痛苦，治疗后往往不妨碍劳作，且可解穷人无钱购药之难，因此深受劳动群众的欢迎。

　　在此基础上，吴尚先著有《理瀹骈文》。该书序跋中曾记载，吴尚先使用膏药为人治病，开始人们心存疑虑（久病、重病者尤甚），以为膏药疗效不佳，登门求医者每天只有一二十人，但往往在数次治疗后，疾病竟获痊愈。由于民众广泛宣传，求治者越来越多，门庭若市，每日竟达数百人。长期丰富的临床实践，使他的外治方法日臻完善。同治三年（1864），他将自己多年研习医学、治疗疾病之心得著书立说，撰成《理瀹骈文》（又名《外洽医说》）一书。"医者理也，药者瀹也"之句，以明外治亦有理之意。书中详细论述了膏药的治病机制，指出膏药的配制方法和应用方法。此书的刊行，经作者数次续增，前后易稿十余次，内容不断有所补充、订正。遂成为后世之通行本。1955年人民卫生出版社根据同治九年（1870）刊本出版了影印本。1984年人民卫生出版社又出版此书的赵辉贤注本。此注本以影印本为底本，以同治、光绪年间数种刊本予以互校，并予注释。这是中国医学史上有特色的外治学著作，影响深远。

　　吴氏大半生在民间行医，游走于偏僻乡村，利济乡民。治病不限时间，随到随治；不以贫富分贵贱，愿为贫苦大众治病解难；并谆谆告诫，不可趁人之急，抶货居奇。为了深入研究外治法，他刻苦钻研古今中医理论，追溯中医外治法的历史，探研历代医家应用外治法的特点，从其著作中所摘引的历代医籍内容可以看出，上自《黄帝内经》《伤寒论》等医经典籍，下迄历代临床名著，无不兼收并蓄。他指出早在《黄帝内经》中就有桂心渍酒以熨寒痹等外治法记载，这就是我国早期的膏药外治法。《伤寒杂病论》中则有火熏法发汗，猪胆汁、蜜煎导法通大便等。以后又有了熨法治结胸痞气、芫花水拍胸、石膏和雪水敷胸、蚯蚓和盐捣敷胸等，以治伤寒邪热传里，蓄血有苏叶汤摩法等。他认为清朝叶天士用平胃散炒熨治痢，用常山饮炒嗅治疟，变汤剂为外治，为后人提示治病的多种途径和方法。但他不满足于古人所取得的成果，勇于探索，力求创新，并结合诊疗心得，将内病外治的法则予以进一步充实提高，开创了一系列外治方法，扩大了膏药外贴的主治范围，创制了数十种膏药方剂，后人称他为"外治之宗"。他所著的《理瀹骈文》内容丰富而严谨，凡因个人临床体验不多，而书中予以收载之膏药方，均予注明。吴氏对外治法虽有精深的造诣，仍不失谦逊、辩证的态度，鼓励后学学习外治，不必拘泥于他的外治膏方，应取诸家之长，知常达变，灵活应用。

　　吴尚先认为内服药与外贴膏药有"殊途同归"之妙。强调作为一个医生虽用外治，但不可不学《黄帝内经》《伤寒论》《金匮要略》以及其他中医名著，凡对学术、临床有所阐发者，均应吸取，并细心寻绎。他认为医生要掌握常法与变通治法，必当把握学理之精髓。外治与内治，理相通而法不同，外治法亦应以《黄帝内经》作为理论指导，审阴阳、察四时五行、求病机、度病情，进行辨证论治。处方用药，熬制膏方，也取内治大义以立法，如寒证内服温经散寒之品，外用亦选热性祛寒药物；热证内服清凉之品，外治亦需寒凉散热药物。

在《理瀹骈文》一书中，吴氏详述膏药的熬制法，认为膏药的功效体现于拔、截二字，拔则毒出，截则邪断。膏与药既可单用，亦可配合使用，均应随病证灵活掌握。膏中之药，宜气味俱厚，以具有开窍透骨、通经走络之品（如姜、葱、韭、蒜、白芥子、花椒、蓖麻子等）为引，引领群药直达病所，开结行滞，气血流通则病自愈。又提出用补药尤宜血肉之物，如牛肉汤、猪肾丸、乌骨鸡丸之类。吴氏指出，外治以气血流通为补，不必迷信药补。膏药性热易效，性凉则稍次；攻邪易效，补虚稍次。热症可用热药，因病得热则行，热药引邪外出；虚症可用攻药，以去邪而不养患。根据寒热并用法则，吴氏又推衍出贴温膏、敷凉药；贴补膏、敷消药的治法。至于膏药的贴法，吴氏亦有丰富的经验和独到的见解。

《理瀹骈文》共记载内科膏药方94首，妇科膏药方13首，儿科膏药7首，外科膏药方20首，五官科膏药方3首，总计137首，并重点阐述21首膏方。其中以清阳膏、散阴膏、金仙膏、行水膏、云台膏、催生膏尤为灵验。此外还有养心、清肺、健脾、滋阴、扶阳、通经、卫产等膏作为辅助，加上膏中敷药等多种变法，主治了很多病证。书中详述诸种膏方与敷药配伍使用的方法、功效、临症加减、宜忌及注意事项。五大膏与催生膏各有其临床适应证，兹不赘述。

吴氏认为他倡用的外治法，具有内治法无可比拟的特点，一是，对于不能内服汤药或不愿服药的病人不至于坐以待毙，有法可医；二是，外治法不经过脾胃，不影响消化功能，对其他脏腑也无伤害；三是，外治多用于局部，即使辨证有误，一般不会产生危及生命的严重后果。他强调医生修合膏药，切不可以假乱真，以次充良。由此可见，对于生命攸关的疾病，吴氏取慎重的态度，诊疗时既严且细。

吴尚先处于西方医学逐步传播到中国的历史时代，但他没有采取一概排斥的态度，而是立足于中医理论，亦取西医治法中的长处，故在《理瀹骈文》中也斟酌介绍了一些西医外治法。如在治吐血、衄血等症时指出：衄血，将头高枕，用冷水洒面或冷铁熨背脊；吐血，将头平枕，用冷水洒面或冰块按胃上；大小肠、子宫出血，用水节射冷水入肛门、阴道，或用冰块塞之。书中还提到西方传入的输血法等。可见他具有实事求是、洋为中用的科学态度。

此外，他的著作还吸收了一些少数民族医学的治疗方法，如用蒙古秘方健阳丹（回春丹）治疗伤寒阴证；采用铜钱于胸背四肢刮透，即于伤处用蛋滚擦之苗人秘法治疗发斑。由此反映了他不仅注重向古人学习，而且重视学习不同地域的医疗经验。总之，吴尚先具有良好的医德、医风和医术，深受当时民众和后世医家称颂。

吴尚先是中国医学史上卓有建树的医学家，他所总结和倡导的外治法及其著作《理瀹骈文》，为后人开辟了有关内病外治的广阔途径，并在中医临床治疗学的发展过程中，独树一帜，影响深远。他所介绍的外治法特别是多种膏贴，具有深入研究和广泛推广的价值。

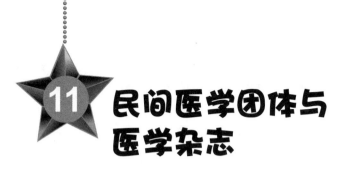

中国最早的民间医学团体

我国最早的民间医学团体是明朝隆庆二年（1568）在顺天府（今北京市）成立的"一体堂宅仁医会"，当时共有 46 名游学、肄业或供职京都的医生加入该团体。有关该医会的具体情况被记录在明朝徐春甫所著的《医学入门捷径六书》中收录的《一体堂宅仁医会录》。

徐春甫即是该医会发起人之一。徐春甫（1520—1596），明朝名医，甫一作圃字，字汝元，号思敏、思鹤，安徽祁门县（今安徽省歙县）人，徐家世代习儒，徐春甫早年亦攻举业，后改攻医，师从当地医家汪宦。徐氏著有《古今医统大全》100 卷、《医学入门捷径六书》6 卷。《一体堂宅仁医会录》记由徐惟实参阅，徐子明修正，并由徐春甫的门人顾胤祥、黄凤至共同校梓。46 名会员中安徽籍医生共有 21 人，其余来自江苏、浙江、江西、湖北、福建等地，46 人中有 12 人在当时的太医院供职，其余 35 人或在民间行医；或虽懂医，但并不以医为业，如衡阳卫人解明瑞，时任户部云南司郎中，升四川副宪；或职业不详。

该会录篇首序文谈到"集天下之医客都下者，立成宅仁之会"，明述了该医学团体的成立情况，并指出其宗旨为"穷探《黄帝内经》四子之奥；深戒徇私谋利之弊"。从一个侧面反映了当时的医业存在着许多不良现象，会录中所载"医学条款"22 条，包括诚意、力学、明理、讲习、格致、辨脉、审证、处方、规鉴、存心、恒德、体仁、忘利、恤贫、自重、自得、法天、知人、医学之大、医箴、戒贪鄙，力图从医术、医德两方面端正当时的行医规范，树立一个标准的医生形象。

针对医术，"讲习"条要求："医学须要先熟玩《黄帝内经·素问》，张仲景、李东垣、刘河间、王海藏四子之书以为基本。隆师亲友，讲习讨论，以广博识，则临事不眩，视危犹安。"明示医者首先要熟知经典医学著作《黄帝内经·素问》，掌握医学基本理论，同时也要掌握张、李、刘、王四医家的医学知识。在此基础上，针对医学问题必须眼界开阔，广泛讨论，这样一来，在临床实践中才不会因为未曾见过类似的病案或疑难杂症而被难倒。此条强调了基础知识与学术讨论在医学中的重要性。

又如"处方"条："古人用药以君、臣、佐、使为主方之义，其要以识病为先。如病心火，当以黄连之苦为君，少栀加子、当归为臣、以姜、萸之辛为佐；如病脾胃虚弱，以人参、白术甘温为君、少加陈皮、茯苓辛淡为佐。必是切要专精而效自速。苟非立方之要，虽药品众多，反自紊乱，动以二三十味犹不遂心，惟幸寅缘获效，岂理也哉！"强调要对症下药，各种药的匹配要有主有次，针对具体病症开出药方，而不能盲目、无条理地将各种药物混合在一起。

而针对医德医风，有"体仁"条谈及："医乃仁术也。圣人著书立法，救民疾苦，欲俾仁人君子得而知之，而颛测明察，推以及其不明者，皆自仁心一念也。初非为利而设，至于后世，人心不古，习以网利而竟不传后世。或一时存长则自秘不与人知……或有所短则自掩而耻问于人，诚恐见其学浅。自秘者固不仁，自掩者尤不仁也。同志者其深勉之。"该条从医学起源上开始谈仁，继而指出后世对利益的追逐导致了医学知识和技能不能得到很好的传承，并指出当世存在的"自秘"——不与他人分享自己获得的知识和"自掩"——不向他人请教自己所缺乏的知识，都属于不仁，提醒同道中人要格外注意。这种"仁"不是针对病者，而是强调医者之间要存"仁"的思想，以加强互动和交流，这条内容讲的是医德，但目标还是在医术上。

而"恤贫"条则鲜活地体现了医者对于病者的仁爱之风："医乃仁道，活人为心，奚可较利？贫者尤当尽心以施剂，而急救其疾苦，是则仁心仁术之本事也。将富者以补贫者之不足也。间有富人鄙啬不知重命者，彼既信任以求援，则亦宜竭仁心以援之。苟因其啬而易其吾仁，是悖吾仁术之不尽也，岂可谓法天之仁人君子哉！"针对当时追逐利益的医业陋习，该条款强调了要本着医者救人的仁道之心，对于贫困的人要尽心施救，不要歧视贫苦的人，否则就是违背医业的仁义本质。同时还指出对于富人中鄙视贫苦而不重视生命的人，也要施以同样的仁心。

在这22条"医学条款"之后，《一体堂宅仁医会录》接着叙述了"医有名实之异"的内容，指出当时医界存在的六种不同状况的医者，分别为良医、明医、隐医、庸医、时医、巫医，以给予会同道者以观照自身。同时，也反映了当时从医人员的内部状况。例如：良医："《格物理论》曰：'夫医者，非仁爱之士不可托也，非聪明达理不可任也，非廉洁纯良不可信也。'是以古人用医，必选名良。其德能仁恕，博爱其志，能宣畅曲解，能知天地神祇，能明性命吉凶之数，处虚实之分，定顺逆之节，原疾疹之轻重，而量药剂之多少，贯微通幽，不失细小。如此方谓良医。岂区区俗学能之哉！"强调良医需具备德与术两方面的标准。

而时医则有如下描述："盖谓时医虽不读书，不明理，以其有时运造化，亦能侥效。……所谓明医不如时医，良以此也。……孙真人云：'凡为大医，先通儒书，然后熟解《黄帝内经·灵枢》《本草》、仲景、东垣诸书，方可以为明医。治疗司命如正五音者，必取师旷之律吕；成方圆孝友，法公输之规矩。五音、方圆特末技耳，尚取精于事者，况医为人之司命，不精则杀人。今之患家不达此理，委命于时医，亦犹自暴自弃，甘于沟壑者，何异哉！"《会录》论述较多时医的内容，不仅意在提醒医者必须重视医学理论，否则只看病症而不深究病因，用药不当，不能医人，反而会加重病情甚至致人死亡，更警惕病患就医时也要有所甄别，不能盲目地将自身性命交给所谓的时医，必须择良医或明医。

《一体堂宅仁医会录》不仅记录了明朝这一民间医学团体的基本信息，而且在其内容中记载了当时医界的许多现实状况和社会环境，保存了当时医学方面的许多社会资料。这一民间医学团体的创办，对于医者行为的条款规范和当时医者类型的分类，对于建立行业从业人员标准，从道德和医术两方面约束医生，在结合实际情况的基础上，建立起了指导性的理论框架。

最早的医学杂志

清乾隆五十七年（1792）至清嘉庆六年（1801）的 11 年间，苏州名医唐大烈编辑出版的《吴医汇讲》共 11 卷，是我国最早具有医学刊物性质的文献，后经汇集成一专书。

唐大烈，字立三，号笠三，一号林嶝，长洲县（今江苏省苏州市）人。选授苏州府医学正科，曾任典狱官，并为狱中犯人看病。其生年已无可考，殁于清嘉庆六年。他从康熙年间医家过孟起编辑的《吴中医案》得到启示，将苏州、无锡、常熟、太仓等地医家的文章汇集发表，陆续共登载了 41 位作者的 94 篇文章。当时，以苏州为中心，名医汇聚，学术气氛浓厚，不少名医时有医学论述写作发表。唐氏正是鉴于苏州地区为"文献之邦，乃良医荟萃之城"，出而编纂刊行《吴医汇讲》，其目的是使医学同道对医学理论与经验"共表深思，互相赏析"，达到"或疏往训，既发覆而摘微，或出心裁，尤领新而标异"。

在正文前，编纂者特别制定了类似采编规则的"凡例"七条，包括对收编文稿的范围、内容、文体、刊出次序等，申明"凡属医门佳话，发前人所未发，可以益人学问者，不拘内、外、女、幼各科，无不辑入"。可见，该刊收集文稿的范围特别广泛，包括内、外、女、儿各科以及考证、杂记等。

唐氏编辑该刊，其宗旨是"奥词显义，统为求教。长篇短节，并曰无拘"。要求文章"发前人所未发"，不作人云亦云之说。在选稿方面，亦是各科兼收并蓄，不存门户之见，"不以年齿次先后，亦不以先后寓轩轾"。当时苏州有两大名医叶天士和薛生白，两人之间成见很深，但这份期刊却把他们的论文一起收录在内，表现出在学术面前人人平等的气度。对不同的学术见解，只要"能通一理"，则"两说并采"。这些编辑思想在当时无疑是先进的，有益于中医学术探讨。

该刊的另一个特点，是刊出的文章在每篇标题之前，先简要记载作者小传，包括其姓名、讳号、籍贯、职称、生卒年月等信息，使读者对作者有大致了解。这一编辑特性为后世了解当时苏州地区的医界状况保存了丰富的文献史料。

《吴医汇讲》中发表的大多为医学理论性的文章，此外还有关于医德的讨论，有《祷告药王誓疏》《书方宜人共识说》等篇；关于专病的讨论，有《温证论治》《烂喉丹痧》等篇；关于方剂、本草的讨论，有《六味地黄丸方解》《八味地黄丸方解》《大豆黄卷辨》等篇；关于验方交流，有卷十载汪正希交流其祖汪缵功之治虚劳验方——理阴煎；关于考据方面的文章，有《考正古方权量说》；关于医学随笔，有薛生白的《日讲杂记》；关于作家及书刊的评论，有《张刘李朱后当以薛张吴喻配为八大家论》《读伤寒补天石贯珠集二书合记》等篇；关于医学常识，有《拟张令韶伤寒直解辩症歌》《周身经络总决》等篇。唐大烈非常懂得编辑技巧，他在每一卷中往往放一两篇分量特别重的文章。

该期刊一方面保存了极有价值的文献，若干重要的医学文献是首次在该刊上发表，如著名医家叶天士的《温证论治》，是专门讨论温病的，这是他最早发表的有关温病学说的论著。薛生白也是一位著名的温病学家，他的医学随笔《日讲杂记》用独特的笔调将自己的论点很自然地表达了出来。顾雨田的《书方宜人共识说》指出，有的医生写的药方很潦草，配药的人很难识别。如果粗心的配药人员凭自己猜想随便配上几味药，那就要出问题。他郑重地告诫每一位医生，首先要把字写清楚，药方一定要写得大家都能看清才好。而《医宜博览论篇》中记载有医疗事故及处理经过的文字，亦为难得之史料。另外，还有一个有趣的现象，各篇文章的作者，凡是临床医生，内容多切合实际。号称儒医的作品，却空谈理论，八股气息很重。另一方面，它反映了当时的医业情况，从该刊之名称"吴医汇讲"可以看出，乾嘉之间大江以南为医生汇集之地，人才辈出，讲学风气浓厚，师弟同学之间执经问难，医学成百家争鸣状态。此外，书中谈论温热病、烂喉丹痧、天花、麻疹的文字，占据不少篇幅，这说明这几种传染病在当时颇为流行，成为当时医家与之做斗争的目标。

编辑者和读者之间，还有过互相通信讨论，有些问题，编者还在刊物上公开解答，如薛生白的《日讲杂记》一文中，论及气候与瘟疫之关系，曾经引起读者广泛提出问题，编者唐大烈即在后来作《申明三年中气候相乖化疫之说》一文中解答。

作为编者的唐大烈，不仅具有丰富的学识与诊疗经验，还善于写作，书中刊载的许多医学论述，都经过唐大烈文字上的润色。同时其编辑态度十分慎重，选稿严谨，据其孙唐庆耆在该刊跋中所述，唐大烈对来稿"必反复细阅，再商之二三老友，考订尽善，方始付梓。是以采取者果多，存止者亦复不少。缘集行海内，同人之公论系焉。不苟采选，可见仆先祖慎且重也。"除发表他人的文章外，唐大烈自己也在该刊先后共发表文章十五篇。

《吴医汇讲》并非定期发表，只要有好的文稿，"随到随镌"，每编完一卷，即付梓印刷一次。每刻印一次，都要在卷首刊名上方标明年份，如"乾隆壬子岁新镌""嘉庆元年补镌"等。唐大烈去世后，该刊停办，其孙唐庆耆于嘉庆十九年（1814）始将11卷合刊为一函四册，以广流传。目前至少有五种版本行世，校经山房本，唐氏自序本、杨氏藏本，皆为1814年刊行，线装、刻本，前两者四册，后者两册。朱氏藏本，嘉庆间刊行，线装、刻本，四册。扫叶山房本，宣统二年（1910）刊行、平装，石印，一册。当代对该刊的期刊性质论述颇多，该刊虽然不像现代的定期刊物那样准时，但确实发挥了医学刊物的作用。

12 民国时期的中医学校与中西医汇通派

民国时期中医学校之代表

师徒传授和父子传授，是我国古代医学教育的传统方式，魏晋以来，官办医学教育已露端倪，南北朝时期有了一定的发展。隋唐时期官办医学教育有了较大的发展。宋朝更是在唐朝的基础上进一步发展。清朝太医院教习厅专司医学教育。同治六年（1867）太医院教习厅复设医学馆，光绪二十四年（1898），建立京师大学堂，下设医学堂。

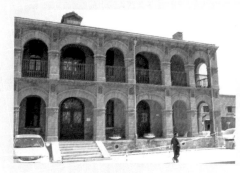

京师大学堂

中医将何去何从？当时的医学界出现了几种不同态度。民族虚无主义者主张全盘西化，蔑视中医的同时费尽心思打压甚至向政府提议废除中医。保守主义者故步自封认为西医不适合中国人，因而拒绝接受。而中医界更多的呼声则是在主张中西医汇通的同时改进中医师徒相传的教学模式，广泛创办中医院校。当时民国时期创办的中医学校、学院、讲习所、函授社等达 118 所，主要分布在江浙沪、广东、福建、北京等地。创办院校的同时，中医名家亦组织编写了许多教材，如丁甘仁为上海中医专门学校编写的《医经辑要》、张山雷为兰溪中医专门学校编写的《难经汇注笺正》、恽铁樵为铁樵函授中医学校编写的《内经讲义》、秦伯未编写的《国医讲义六种》等。当时较为著名的中医院校主要集中在江浙沪一带，如浙江中医专门学校、兰溪中医专门学校、上海中医专门学校、上海中国医学院、上海新中国医学院等。

1. 上海中医专门学校（1915—1948 年）

上海中医专门学校由丁甘仁、夏应堂等创办，筹建于 1915 年，经两年筹备于 1917 年正式开学，由谢观首任校长，是北洋政府内务部立案的第一所中医学校。其教育方针为"昌明绝学，保存国粹，融汇中西"。学校早期开设课程 17 门，中医内容占 90% 以上，1931 年改革后，课程增加至 24 门（西医课 3 门，公共课 4 门），其中大部分讲义由时任授课教师亲自编写。该校讲义现存共有 80 种左右，内容涉及内经、医经、医史、医论、救护学等 25 种课程，基本涵盖了所有中西医学专业课程。其中除丁甘仁编写的《脉学辑要》与《药性辑要》为 1931 年前所用教材外，大多为 1931 年后的教材。办学 32 年，共有 30 届计 869 人毕业，是中国近代史上办学时间最长、造就名医最多、影响最大的中医专门学校。

2. 上海中国医学院（1927—1948 年）

上海中国医学院创办于 1927 年 12 月，由王一仁、秦伯未、许半龙、严苍山等人发起，章太炎先生鼎力赞助并首任院长，是一所开设时间相对较长的近代中医院校。办学宗旨为"发扬中国医学，融合现代知识，培植国医人才"。课程设置中西医并蓄，中医课目占 70% 以上，课目教材均由任课教师编写。该校讲义现存有 16 种，涉及课程有证象学、伤寒、温病、生理学、解剖学、病理学等 14 门。参与编写者有包识生、包天白、朱寿朋、许半龙、吴克潜等。据《中医图书目录》载应有"中国医学院讲义十三种"，但未查见，疑为佚失。该校在教学观念上进一步开放，更倾向实际，打破中西医成见，博采众长。首开沪上男女合校之风。曾于 1928 年、1929 年两次倡议并召集全国中医教材编辑会议，探讨统一学制、课程、教材事宜，开全国教材改革统一之先河。

3. 上海新中国医学院（1935—1947 年）

上海新中国医学院由近代名医朱南山筹建于 1935 年 12 月，1936 年 2 月正式成立。该校办学宗旨为"研究中国历代医学技术，融化新知，养成国医专门人才，增进民族健康"。学校成立后上海中国医学院部分教师随之转至此校任教。其设置课程最多时为 40 门，包括 23 门中医课程及 16 门西医课程。教学内容更倾向于现代医学，力主中西汇通。学校有较完备的理化实验室，附属医院有各种西医生化检验设备，为其他中医院校所不及。现存该校讲义有 35 种，涉及课程有医经、内经、医案、医学史、通论等 25 门。主要编写者有章次公、金少陵、沈啸谷、许半龙、包天白等。据《中医图书目录》记载，应有"新中国医学院讲义四种"及钱公玄《时方讲义》一册，现未查见，疑为佚失。

4. 浙江中医专门学校（1915—1937 年）

浙江中医专门学校于 1915 年由杭州市 73 家药材行捐款创办，1920 年改名药业私立浙江中医专门学校，傅嬾园为首任校长。学校"以教授中国历代医学技术，养成中医专门人才为宗旨"，从 1917 年正式招生。学校规定修业年限为 5 年，其中预科 2 年，本科 3 年，后来学制改为 4 年。该校的教学计划与课程安排，在 20 年的办学过程中数经变动，大体来说，预科学习课程有国文、伦理、国技、医纲、博物、内经、中药、方剂、诊断、生理、解剖等；本科课程有伤寒、杂病、温病、运气、外科、妇科、儿科、眼科、喉科、推拿、针灸、医学说等。学校采取中西医结合的办学模式，还开设了包含解剖、生理、外科等在内的西医课程。学校教师还自编讲义，其中有黄文泉撰、杜士璋编的《研经言讲义》，傅嬾园编的《运气学讲义》《组织学讲义》，陆元照编的《生理学讲义》，都少伯编的《精神病学讲义》，孙祖燧撰写的《难经讲义》，王仲香编的《处方学讲义》《伤寒学讲义》等几十种教材，内容涵盖了中西医基础理论、中医临床各科、本草药物处方以及中医名著选读等。将实习分为处方实习和临床实习两个阶段，是该校实习环节的创新之处，一方面减少了因实习生经验不足、处方错误而导致的医疗事故；另一方面，也提高了实习效果。

5. 兰溪中医专门学校（1919—1937 年）

兰溪中医专门学校于 1919 年由兰溪县知事盛鸿焘发起创办，校长先后由章少洲、诸葛超、诸葛辅、王荫堂、诸葛泰继任。1920 年，嘉定名医张山雷经上海神州医学总会介绍，由校长诸葛超聘请任为该校教务主席，主持校务 15 年。该校首重师资，延聘教师，必须见闻广博，有学识临证经验丰富，于医学源流、各家心法能得微蕴，方能斟酌妥洽，度人金针。同时，张山雷在授课、实习、教学、奖罚以及函授等方面提出了自己的见解。授课引古证今，重点突出，结合实践，条分缕析，言之有物，引人入胜，并要求学生上课集中精力、摘好笔记。对基础课的主要条文要求背诵，并反复理解、领会精神。同时采用启发式课堂提问、不定期测验等，巩固和加强学习成效。该校学制预科、正科各 2 年。预科 2 年，以学习中医基础理论为主；正科 2 年，以临床科为主，每天上午临床，下午上课。全部讲义均由张山雷先生编写，共计 20 多种，主要有《全体新论疏证》《经脉腧穴新考证》《本草正义》《难经汇注笺证》《脉学正义》《沈氏女科辑要笺正》《钱氏小儿药证直诀笺正》《疡科纲要》等。该校还设有门诊部，作为学生的实习基地。由于张山雷办学成绩卓著，使该校声名鹊起，苏、浙、皖、赣等省学子纷纷来校求学，该校影响较大，为浙江及周边省市培养了大批人才，学生有的成为当时各大中医院校的教授、讲师，有的成为医药界有名的医师，如吴仕昭、宋立人、邱茂良、汪仲清等都在中医药界享誉盛名。1937 年，兰溪中医专门学校因战火停办，前后历时 19 年，一共毕业 8 期正科生159 名；加上预科生及正、预科的肄业生，共计 556 人。

掀起中医院校的"办学兴医"浪潮，对于近代中医教育史上意义重大。其一，它是当时中医界对西医界歧视、压制中医思潮的有力抗争；其二，它是逆势中推动近代中医学术及其教育变革发展的根本动力；其三，它为现代中医教育奠定了坚实基础、培养了符合时代发展潮流的中医人才。虽然近代中医学校教育不免存在一定的局限性，但当时中医界摒弃保守思想、团结一致、接纳新知、不断自我完善的精神仍值得今人借鉴。

中西医汇通派的发展历程

发生于近代的"中西医汇通运动"始于 1840 年持续近百年至 1949 年结束，是我国医学界重新审视自身、探索容纳西方医学的重要革新时期。上海作为中国的港口城市在那时甚至是今日都是全国的经济贸易中心，吸引了大量优秀人才，其中不乏中医和西方医学的佼佼者，为"中西医汇通"思潮的萌芽、创新和发展提供了得天独厚的条件和无可比拟的舞台。

在历史的滚滚浪涛中，"中西医汇通"思想由少数医家的学术观点萌芽，逐渐发展壮大，最终形成了"中西医汇通学派"。大体可划分为四个发展阶段：孕育阶段、发展阶段、成熟阶段和充实阶段。优秀医家云集，各派思想碰撞、交锋，如汇通学派的唐宗海、朱培文、恽铁樵、张锡纯等；主张"中医科学化"的丁福保、蔡小香、陈苏生、程门雪、陆渊雷、施今墨、章次公等。

1. 孕育阶段（1840—1903 年）

由于清政府的无能，逐渐使得中国被西方资本主义列强侵略。西方传教士大量进入我国，传播宗教的同时也带来了西方先进思想及医学。此时期中医医家由排斥西医逐渐开始接受西学，通过留学等途径学习西方的科学及医学知识，之后再和中医知识相互融汇。代表人如朱沛文、唐宗海等。

朱沛文（1805—?），字少廉，又字绍溪。广东南海（今广东省佛山市）县人。朱氏出身世医之家，自幼随父学医。丧父后虽家境清寒，却酷嗜医书，广读古今中医及当时翻译之西医书籍，并到西医院内观察尸体解剖，著有《华洋赃象约纂》又名《中西脏腑图像合纂》《华洋证治约纂》（已佚）。临证二十余载，对中西医汇通提出见解——中西医各有是非，主张通其可通，并存互异，以临床为标准取长补短。朱氏治学强调读书与临证相结合。主张读书以"培其根底"，临证以"增其阅历"。朱氏认为中西医"各有是非，不能偏主；有宜从华者，有宜从洋者"。中医"精于穷理，而拙于格物"。但"信理太过，而或涉于虚"；西医"长于格物，而短于穷理"。但又"逐物大过，而或涉于固"。朱氏注重理据"通其可通，并存互异"强调一定要以临床为标准定取舍，为我国近代中西医汇通派中有见解的代表人物之一。

唐宗海（1862—1918），字容川，四川彭州市人。他先攻儒学，又光绪年间举进士，中年之后因父多病则转而研究医学。主张兼取众家之长，"好古而不迷信古人，博学而能取长舍短"。为"中西医汇通派"创始人之一。代表著作有《中西汇通医书五种》，包括《中西汇通医经精义》《伤寒论浅注补正》《金匮要略浅注补正》《血证论》《本草问答》等。唐氏在《中西汇通医书五种》中，引用西医解剖生理学说来印证中医的经典理论，在《伤寒论浅注补正》中以西说证，不仅反映他研究《伤寒论》之造诣，而且还反映其中西医汇通的基本方式。此外，他还认为以《黄帝内经》《伤寒杂病论》《神农本草经》等为代表的汉以前的经典为中医学之巅峰远超西医学，西医的生理、解剖"优于"中医，也未能超出《黄帝内经》《难经》的范畴。但由于晋唐特别是宋元以后，中医学发展出现失误，才使得西医学占得上风，形成现在"中学西"之势。因此他主张学习和吸收西医的内容，着眼点在保存经典中医学，表现有"重中轻西"的倾向，其学术观点基本上是洋务派"中学为体，西学为用"思想在医学领域的具体运用。

2. 发展阶段（1904—1916 年）

这一阶段具有汇通思想的医家们自发地组织起来，他们在"中西医汇通，改造中医"的旗帜下创办社团，出版刊物，制造舆论，开展讨论，交流中西医汇通的思想、理论、方法。这一时期"中西医汇通运动"已经不再是个别医家的著书立说，而是渐渐成为有组织的行动，成为一股潮流。这一时期的代表医家有周雪樵、丁福保、蔡小香等。

丁福保（1874—1952）字仲祐，号畴居士，一号济阳破衲，江苏无锡人。由于体弱多病，遂钻研医术，创办丁氏医院、医学书局，先后编译出版了近80种国内外医学书籍合称《丁氏医学丛书》，在翻译西医著作，面对中医传播西方医学方面做了很多工作。丁氏主张用科学方式解释中医之理，证明其疗效；强调医说循生理病理，方剂循理化生物，为较早提出中医科学化的医家。

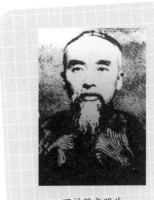

丁福保老照片

蔡小香（1862—1912），名钟骏，字轶侯，是上海宝山蔡氏妇科第五世医。蔡氏有志振兴中国医学，与李平书、唐乃安等举办各种讲座、讲学班，创立上海医务总会、杂志。在美国发生排华事件后，蔡小香联络医界人士声援受欺华工，抵制洋药，发展国产药品。蔡氏提倡中西医汇通，主张"吸收外来先进医学补我不足，纳西方之鸿宝，保东国之粹言，沟而通之，合而铸之"。

3. 成熟阶段（1917—1937 年）

发展成熟阶段中西医汇通在理念和实践上不断发展，逐渐成熟，又可分为两个阶段，前一阶段为1916—1928年，以余云岫的著作《灵素商兑》发表、恽铁樵撰文驳斥为标志，亦称为论争期；后一阶段为1929—1937年，以"发皇古义，融汇新知"的提出和大量中西医汇通实践为标志。代表人物有恽铁樵、张锡纯、施今墨、蔡陆仙、时逸人、余无言、陈无咎、徐衡之、张赞臣等。

恽铁樵（1878—1935），名树珏，别号冷风、焦木、黄山民，江苏省武进区孟河人。因长子病故，发愤学医，曾就学于名医汪莲石，尤擅儿科。当余云岫书《灵素商兑》以西医理论攻击中医时，作《群经见智录》予以驳斥。恽氏主张中医为主，搞清学理，以中医演进为目标而中西医汇通。以"西方科学不是学术唯一之途径，东方医学自有立脚点"，明确中医有独立价值，强调搞清中医学理为出发点进行中西医汇通，主张中西医汇通以中医为主，注重实效改进中医。

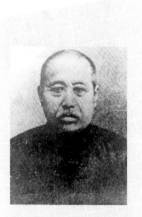

张锡纯

张锡纯（1860—1933），字寿甫，河北盐山人。世代书香门第，幼年从父彤元、丹亭公读书，及稍长又授以方书，经孜孜不倦研究医学10余年，偶为人诊治，辄能得心应手。张氏认为中医之理包涵西医，主张"衷中参西，并用汇通"，目的是"求的中华医学跟上时代发展""师古而不泥古，参西而不背中"，进行中西医汇通。在临床实践上提倡在明药性的基础上中西医并用，认为"西医用药在局部，其重在病之标也，中医用药求原因，是重在病之本也。究之，标本原宜兼顾。若遇难治之证，以西药治其标，以中药治其本，则奏效必捷"，他应用中西药、重疗效的观点对后人影响颇深。

4. 充实阶段（1938—1949 年）

"八一三"事变后，上海沦陷，社团中止，学校萎缩，报刊停办。由于抗战的爆发，中西医争论和缓，报刊上的谩骂攻击减少，对改进中医的见解和方法论述逐渐增多。但因为租界孤岛仍维持繁荣局面，许多活动并没有完全停下来，医学活动仍在继续。中西医汇通已成为中医界普遍的一种思想，取西医之长，补中医之短，冶新旧于一炉，以振兴固有医学是当时中医界的主流看法。许多中医都在医学活动中或多或少自觉地实践和实施，如陆渊雷、章次公、施今墨、程门雪、姜春华、陈苏生等。

章次公（1903—1959），名成之，号之庵，江苏镇江人。1919 年就读于上海中医专门学校，为孟河名医丁甘仁及经方大家曹颖甫的学生，又问学于国学大师章太炎。"发皇古义，融会新知"这影响了老一辈中医的八字真言，是章氏对中西医汇通的基本看法，在当时无疑是先进的。他认为医生治病，既要看到局部，也要看到整体；

既要治病，又要治人；中医以四诊八纲、辨证论治为主，治病首先从整体着眼，这是中医的特长，但如果兼能运用现代科学的诊断，加强对病原病灶的认识，那就更加完善了，主张在必要时应采用双重诊断和双重治疗，甚至强调说："科学的诊断应无条件接受，现代的新药应有条件选择。"编有《药物学》4卷，大部分资料收入《中国医药大辞典》，撰有《诊余抄》《道少集》《立行集》《杂病医案》《中国医学史话》，及其门人整理出版的《章次公医案》，朱良春等汇集其遗著、医案等出版《章次公医术经验集》。

陆渊雷（1894—1955），名彭年，江苏川沙人。师从朴学大师姚孟醺，后又拜章太炎学习古文学及中医基础，协助恽铁樵创办学校，并拜恽铁樵为师。陆氏受近代医学科学影响，提倡中西医汇通，主张治中医宜积极吸收西学。民国十八年与徐衡之、章次公创办上海国医学院，以"发皇古义，融会新知"为办校宗旨。陆氏在学术上主张远西的理法和中土的方术糅合为一。认为古医书中部分说理，暗合现代医学，故从中医书治疗方剂中，可以触类旁通，灵活运用，兼治其他名称绝不相同之病，以及中西医各不同名之病。著有《伤寒论今释》《金匮要略今释》《陆氏医论集》《中医生理术语解》《中医病理术语解》《流行病须知》《伤寒论概要》《脉学新论》《舌诊要旨》等。

"中西医汇通运动"经历百余年的历程，从个别医家的思想逐渐辐射到全国，影响到整个医学界，使得民国时期大部分著名医家都积极投身于此。尽管中西医汇通并未脱离"中体西用"的框架，并且一直为西医所垢弊，在其发展过程中争论颇多。但是纵观中西医汇通的发展，不难发现中医大家及一些西学中的前辈一直在为中西医结合而努力着。他们是当之无愧的中西医结合先行者，为新中国的医学事业打下了坚实基础，其功勋不可磨灭。

国医节的由来

近代，中医经历了诸多劫难，1912年，北洋政府期间，教育部颁发了医学教育的系列规程，确定摒弃中医，称为"漏列中医案"，引起了中医界人士的抗争。上海神州医药总会会长余伯陶首先提出了抗议，成立了"医药救亡请愿团"，并把请愿书递交到了国务院，得到了全国舆论的声援，教育部不得不函复"并非于中医、西医有所歧视"，这是中医界第一次抗争。1929年2月，国民政府召开第一届中央卫生委员会议，时任上海医师工会会长的余云岫在会上提出"废止旧医（中医）以扫除医药卫生之障碍案"，另拟"请明令废止旧医学校案"呈教育部，并规定了如下6项消灭中医的具体办法。

（1）施行旧医登记，给予执照方能营业，登记限期为1年。

（2）限5年为期训练旧医，训练终结后，给予证书。无此项证书者停止营业。

（3）自1929年为止，旧医满50岁以上、在国内营业20年以上者，得免受补充教育，给特种营业执照，但不准诊治法定传染病及发给死亡诊断书等。此项特种营业执照有效期为15年，期满即不能使用。

（4）禁止登报介绍旧医。

（5）检查新闻杂志，禁止非科学医学宣传。

（6）禁止成立旧医学校。

这就是历史上"废止中医案"。曾留学日本学习西医的余云岫，是废止中医派的代表人物。他一向攻击贬低中医学，认为中医等同于巫术，甚至直指"中医是杀人的祸首"，欲废止清除而后快。他对中医的处置办法是"废医存药"，中医废止，而中药可以作为医学研究资料加以利用。余云岫提出"废止中医案"的四点理由是：中医理论皆属荒唐怪诞；中医脉法出于纬候之学，自欺欺人；中医无能预防疫疠病；中医病原学说阻遏科学化。他多次解释该提案是打算在50年内逐渐消灭中医，一者任其老死，自然消亡；二者不准办学，使其后继无人。因此，余云岫被世人讥评为"奴隶派的西医"。

1929年2月26日，上海《新闻报》首先披露此事。消息传出，全国为之震动，人们热血沸腾，中医界空前大团结、大觉醒，在全国掀起了一场声势浩大的反废止风潮。上海市中医协会首先发起召开上海市医药团体联席会议，邀集神州医药总会、中华医药联合会、上海中国医学院、医界春秋社等 40 余个中医药团体的代表商讨对策，会上讨论决定，组织上海医药团体联合会以便采取统一行动，决议筹备召开全国医药团体代表大会，定会期为 3 月 17 日。

1923 年 8 月 17 日，全国江苏、浙江、安徽、江西、福建、广东、广西、湖南、湖北、四川、河南、河北、山东、山西等 17 个省市、242 个团体、281 名代表云集上海，全国医药团体代表大会借上海商会会场举行开幕式。

为了表示对大会的支持和拥护，上海中医、中药界分别停业半天，药店门前张贴许多醒目的标语，如"拥护中医药就是保持我国的国粹""取缔中医药就是致病民的死命""反对卫生部取缔中医的决议案"等。会场上悬挂着巨幅对联"提倡中医以防文化侵略""提倡中药以防经济侵略"。人们高呼口号"反对废除中医""中国医药万岁"。大会成立了"全国医药团体总联合会"，组成赴京请愿团，要求政府立即取消议案。同时，全国总商会、中华国货维持会、医药新闻报馆，以及南洋华侨代表等电请保存国医。社会公众舆论也支持中医界，一时间群情激愤，可见废中医是何等违背民心。经大会决议的重要提案包括如下几点。

请愿问题，决议由执委会负责办理。推选谢利恒、随翰英、蒋文芳、陈存仁、张梅庵组成进京请愿团，分别向国民党第三次全国代表大会、国民政府、行政院、立法院、卫生部、教育部等单位请愿，要求撤销废止中医提案。

建设问题。请求中医药学校加入学校系统，准予立案，并设立各省中医药学校。

最终，确定 3 月 17 日为中医药界大团结纪念日——国医节。

上海名中医张赞臣主办的《医界春秋》，出版号外"中医药界奋斗号"，揭露余云岫等人的阴谋。3 月 2 日，余云岫主编的《社会医报》竟然公然刊出了还没有宣布实行的"废止中医案"。这无异于火上浇油，双方剑拔弩张，直面对峙起来。几天内，数不清的各地中医药团体发函电质问南京政府。

为了纪念这次抗争的胜利，并希望中医中药能在中国乃至全世界弘扬光大，造福人类，中医学界人士将 3 月 17 日这一天定为"中国国医节"。

参考文献

[1] 赵延益，王其慧.中国古代导引术评介 [J].武汉体育学院学报，
　　　1991，（2）：78-83.

[2] 傅维康.医药史话 [M].上海：上海科学技术出版社，1982.

[3] 彭联群.中医按摩发展史概述 [J].国医论坛，2005，20（2）：50-51.

[4] 傅维康.针灸推拿学史 [M].上海：上海古籍出版社，1991.

[5] 余国瑗.汤剂的研究与剂型改革进展 [J].中国中药杂志，1993，18
　　　（10）：628-631.

[6] 高景华.中药剂型的沿革及展望 [J].山西中医学院学报，2002，3（2）：
　　　57-58.

[7] 朱爱兰.中药剂型发展概要 [J].安徽中医学院学报，2000，19（5）：
　　　48-50.

[8] 战渤玉，车绪凤，尉炳超.中药酒剂的研究进展 [J].中医药信息，
　　　2010，27（3）：120-122.

[9] 吴鸿洲.中国医学史 [M].上海：上海科学技术出版社，2010，5.

[10] 王能河.隋朝医学发展与医学教育 [J].辽宁中医药大学学报，2006，8
　　　（4）：31.

[11] 崔金奇.唐代的医学最高学府——太医署 [J].兰台世界，2011，
　　　10：39-40.

[12] 王长宇.唐太医署医学教育引发的几点思考 [J].中医教育，1999，18
　　　（6）：53-55.

[13] 谢新年.《新修本草》成书概要及其学术价值 [J]. 中医学报.
　　　2010，25（6）：1235.

[14] 王家葵.《新修本草》纂修人员考 [J].中华医史杂志，2000，30（4）：
　　　200.

[15] 白兴华.中国针灸交流通鉴·历史卷·上 [M].西安：西安交通大学
　　　出版社.2012，12：202.

[16] 余瀛鳌，胡晓峰.中医针灸 [M].江西：百花洲文艺出版社.2013，4：
　　　23.

[17] 王日新.中原记忆·河南首批非物质文化遗产代表作 [M].郑州：
　　　大象出版社，2013，1：415.

[18] 薛芳芸.宋代文士通医现象研究 [M].太原：山西人民出版社，
　　　2012，12：197.

[19] 甄雪燕.世界上最早的官方药局——熟药所 [J].中国卫生人才，
　　　2015，4：90.